女性のつらい指先の変形・痛みは自分で防ぐ！改善する！

富永喜代
Tominaga Kiyo

PHP

こんなこと
ありませんか？

１つでも当てはまるものがあれば、
変形性指関節症の可能性があります。
本書を読んで、医師の診断を
受けましょう。

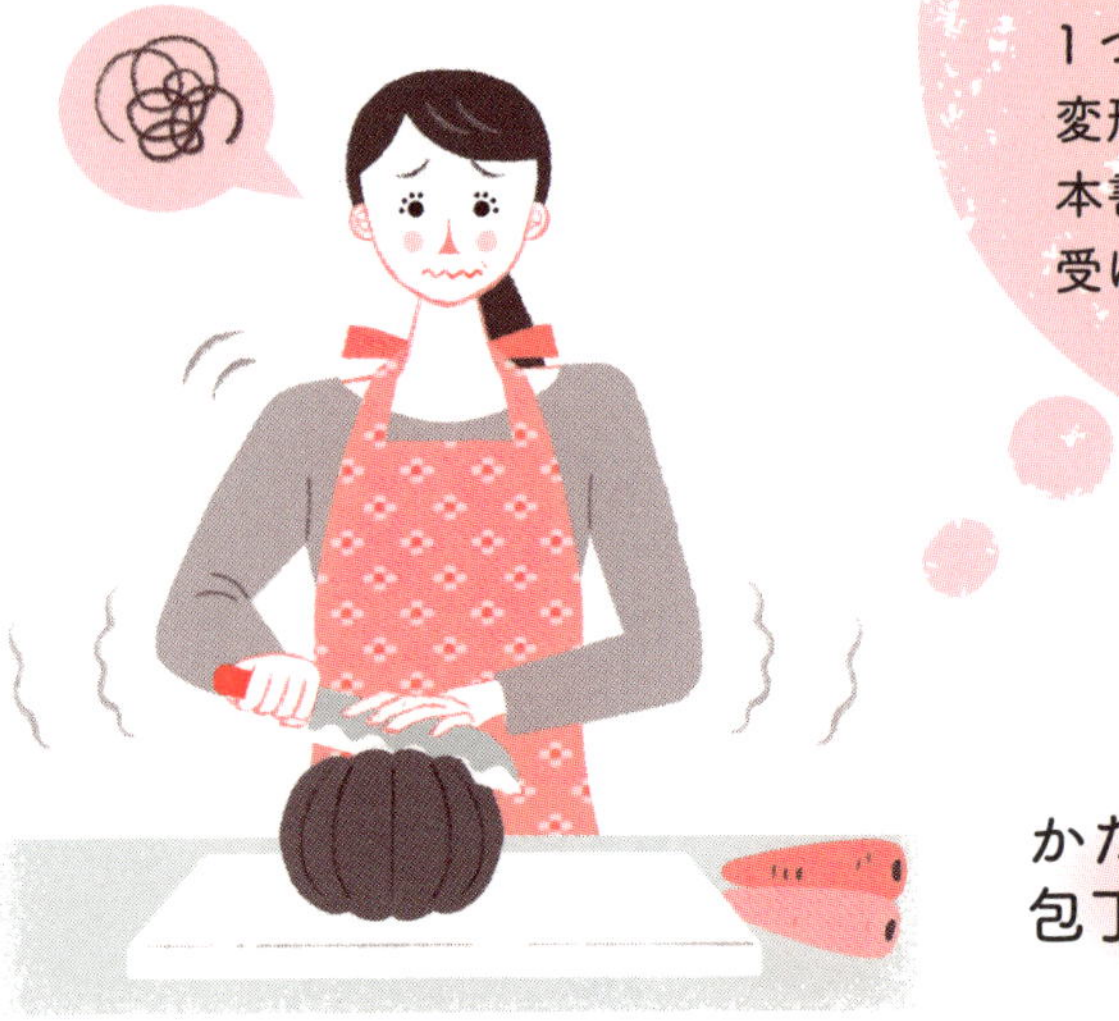

かたい野菜が
包丁で切りにくくなった。

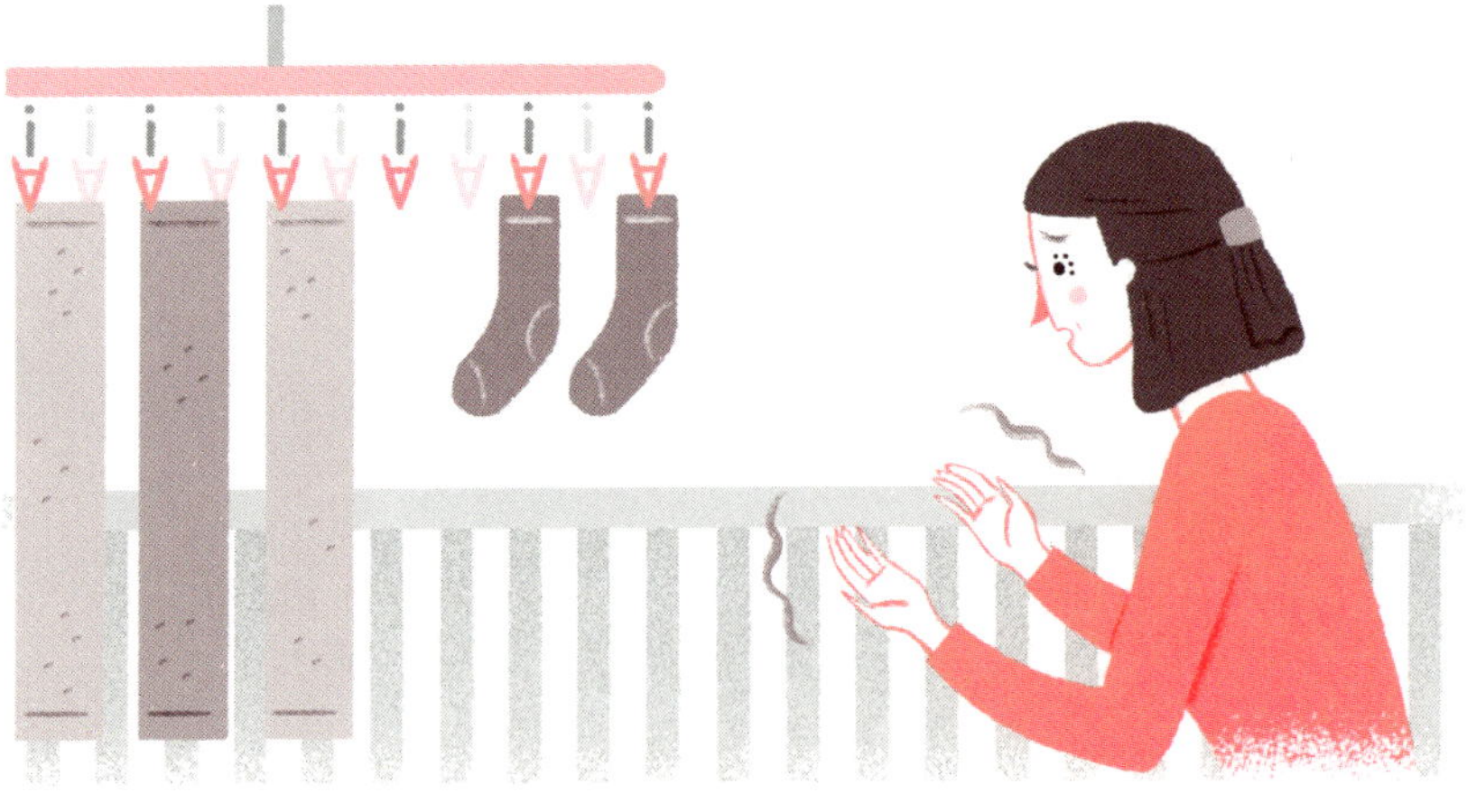

手先の動きに違和感がある。

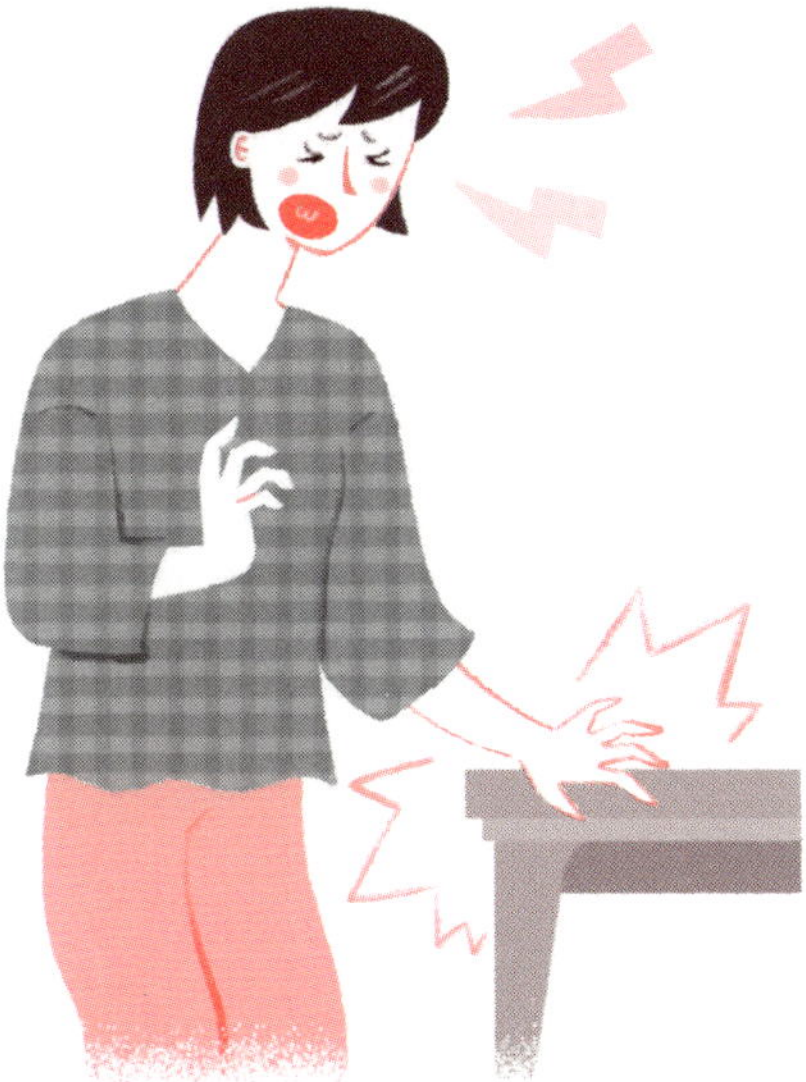

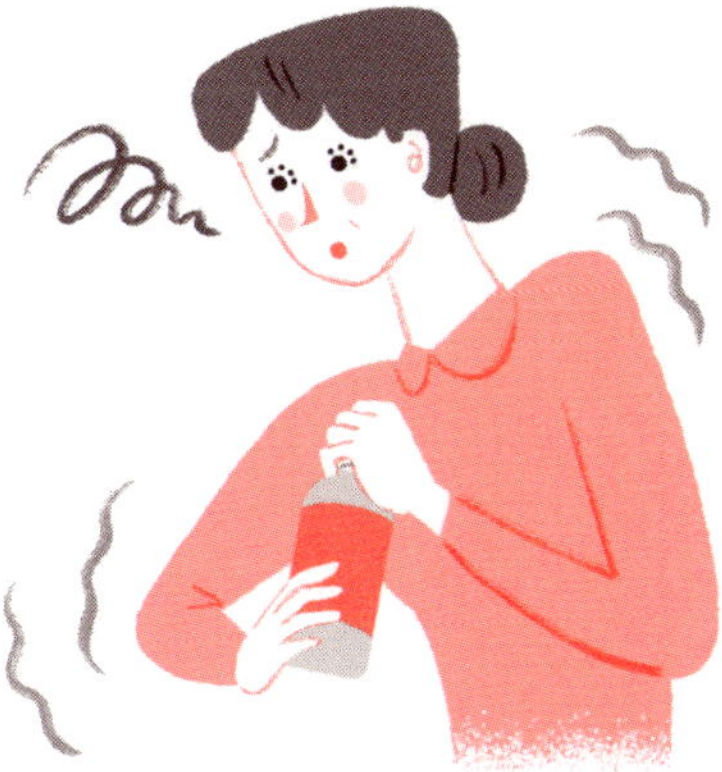

指に力が入らず
ペットボトルのふたが
開けられない。

指先がものに少し触れた
だけで激痛が走る。

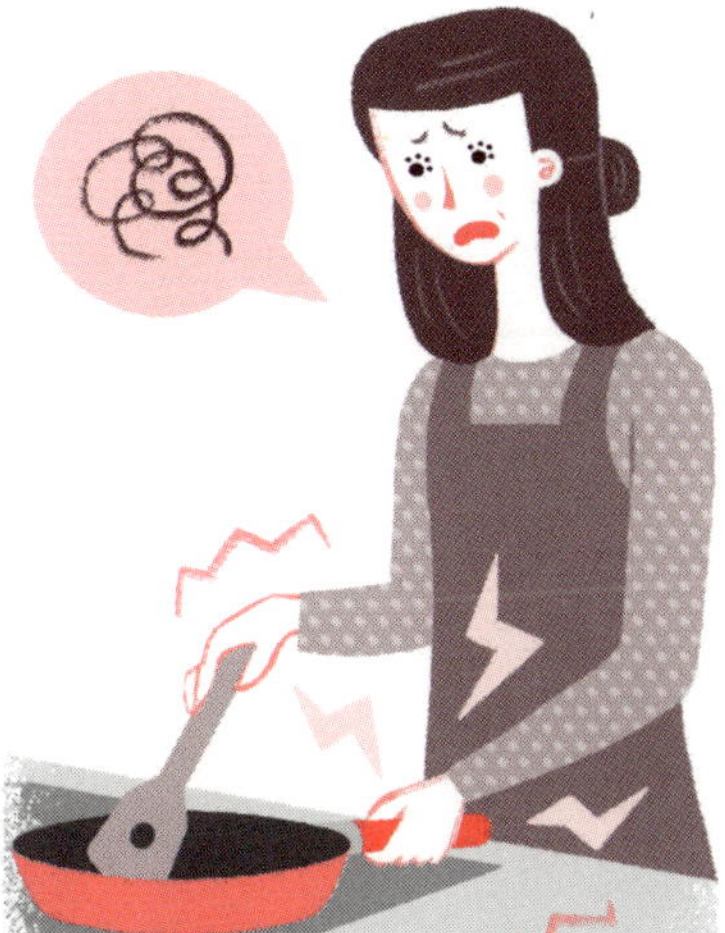

手指が痛くて
フライパンでの
調理がつらい。

ほかにも　こんなこと…

- ☑ 指先がジンジンする。
- ☑ 手が痛くて箸が使えない。
- ☑ ものをつまむと指先が痛い。
- ☑ ギュッと手に力を入れると、軋《きし》むような痛みがある。
- ☑ 手指の第一関節が赤く腫れている。
- ☑ 手指の第一関節に水ぶくれができている。

はじめに

私が、手指の痛みやしびれ、変形の治療に力を入れるようになったのは、2008年に愛媛県松山市で「富永ペインクリニック」を開業してからです。「ペインクリニック」というのは、痛みの治療を専門に行なう医療機関で、当院は松山市で最初の、痛みに特化した女性院長の医院としてスタートしました。

開業当初から、40歳以上の女性を中心に、慢性の頭痛、腰痛、肩こりなどに悩む方たちが、たくさん来院されました。すでに複数の医療機関で治療を受け、それでも症状が改善されないことから、困り果てて駆け込んでくる方がほとんどでした。

麻酔科医として2万人を超える臨床実績を積んでいた私は、自分のもてる力と最新の医療を駆使して、精力的に治療にあたってきました。

そうした中で、あることに気づきました。

頭痛や腰痛などを訴えて来院された女性の多くが、手指の症状にも悩んでいたのです。お話を聞いてみると、ずいぶん長い間、手指のしつこい痛みに耐え、すでに関節が変形しているケースも少なくありませんでした。

なぜ、手指の症状を放置しているのかを尋ねると、多くの人からこんな答えが返ってきました。

「以前、診《み》てもらったとき、『手指をしばらく使わないように』と言われたのですが、家事や育児で手を休めているヒマがないので、もうあきらめていました」

その医師の言葉は、医学的には正しいのです。しかし、皆さんにとっては何の役にも立たない言葉です。

手指の痛みやしびれ、変形を訴えて来院する女性の多くは、家事や育児、仕事、そして家族の介護など、生活のあらゆる場面で手指を使っています。手指を酷使してきたことが、痛みや変形のひとつの要因になっているわけですが、その女性たちに対して、「痛いなら使わなければいい」という発想は、まったくのナンセンスです。

もっとも重視すべきは、皆さんが困っている「今のつらい状況」を解決しながら、同時に、手指の症状改善を目指すことです。

私のクリニックでは、それを実現するために、神経ブロック注射を施術しています。神経ブロック注射は、痛みの情報が脳に伝わるプロセスを途中で断ち切り、痛みを治す方法です。ペインクリニックならではの特別な技術と言えます。神経ブロック注射を受けて痛みがやわらぐことで、日常生活は一変します。

また、痛みだけでなく、腫れも引いて指が曲げられるようになることから、今までできなかったことが、いろいろできるようになります。これは大きな自信につながります。

その結果、気持ちが前向きになり、未来に希望がもてるようになります。生活に笑顔が戻ってくるのです。

さらに、そうした「成功体験」を重ねていくと、手指の機能が徐々に回復して痛みやしびれ、変形が改善され、根治にいっそう近づくことができるのです。

自分でもっと手軽に「今のつらい状況」をケアできる方法があれば、より多くの人が笑顔を取り戻すことができるはず――そう思って、神経ブロック注射のしくみを応用して考案したのが、本書で紹介する「10秒神経マッサージ」です。

「10秒神経マッサージ」は、誰でも簡単にできます。家事や仕事の合間を利用して、特定の神経ポイントをマッサージすれば、手指の痛みやしびれ、変形の改善に効果があります。中には、ずっと握ることのできなかった手が、「10秒神経マッサージ」を行なった直後に、ギュッと握れるようになった方もいらっしゃいます。

いちばん大切なのは、あきらめずに続けることです。あきらめずに続けることで、しつこい痛みにジッと耐え、変形した指を気にしながら生きてきた日々にサヨナラしましょう。

本書では、「10秒神経マッサージ」の実践法と効果を紹介するとともに、一緒に行なうと効果的なエクササイズや生活習慣、さらには痛みの背景にある心の問題に向き合っていくための思考法についてもお話ししています。

手指の痛みやしびれ、変形は、「医師に治療してもらう」だけではなく、「自己管理する（セルフメディケーション）」という発想で向き合うことが大切です。この発想の転換こそ、痛みやしびれ、変形から解放される第一歩。

それができれば、あなたの人生は、必ず変わります。

富永喜代

女性のつらい指先の変形・痛みは自分で防ぐ！ 改善する！ もくじ

第1章 あなたの手指の痛み・しびれ・変形の正体

第2章 知っておきたい「変形性指関節症」

第3章 「変形性指関節症」を予防・改善する10秒神経マッサージ&エクササイズ

第4章

手指の痛み・しびれにサヨナラする「とっておきの方法」

装幀◎村田 隆（bluestone）
本文イラスト◎たかなかな
編集協力◎小林みゆき

第1章

あなたの手指の痛み・しびれ・変形の正体

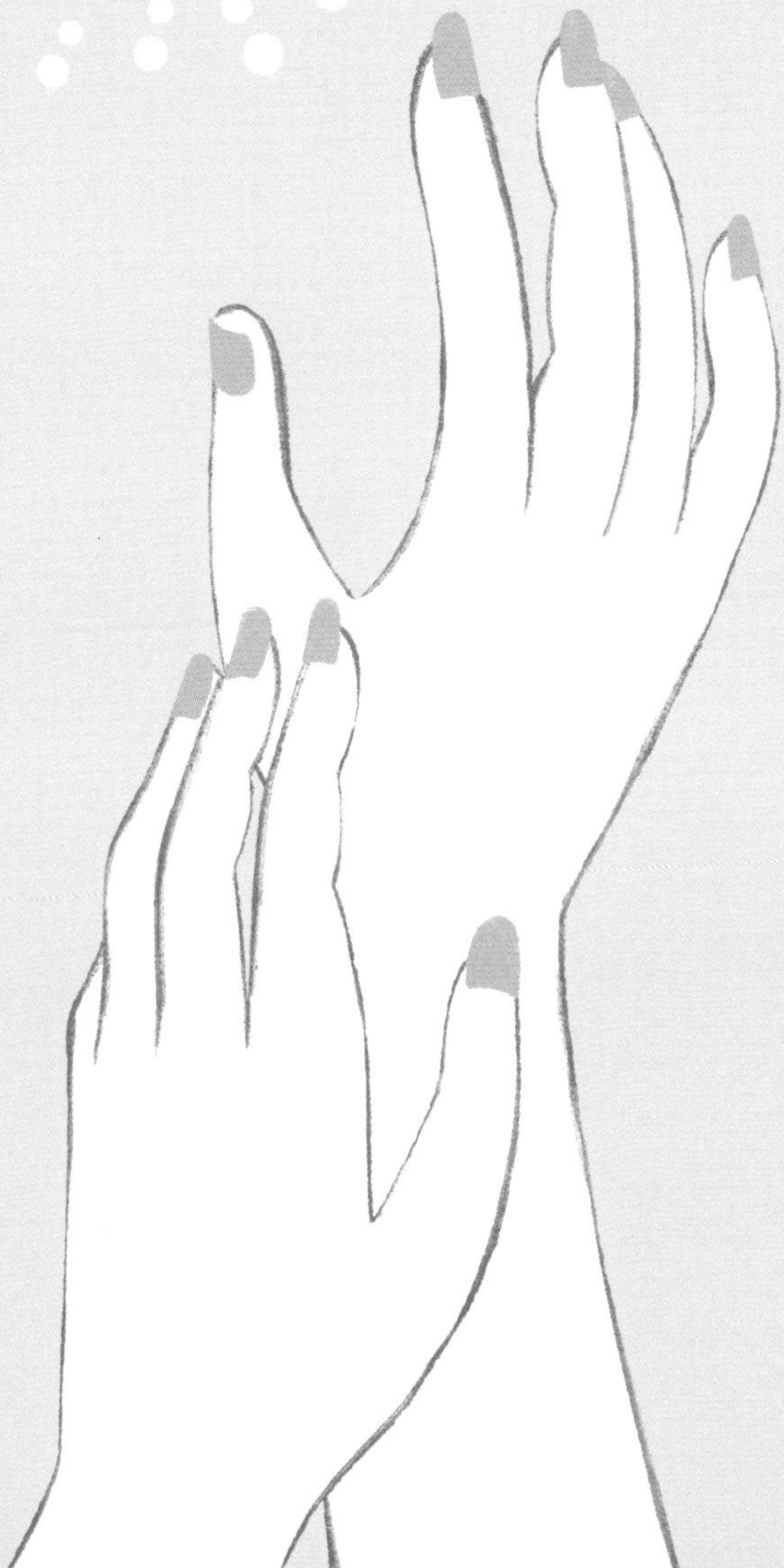

痛みは慢性化すると治りにくくなる

痛みは「危険」を知らせるサインです

手指に切り傷やねんざが生じると、神経を通じてすぐに脳へ情報が伝えられます。それにより、私たちは「痛い」ということを自覚します。

脳の中で「痛み」の情報をキャッチするのは、感覚野《かんかくや》と呼ばれる部位です。その感覚野の中でも手指の情報に関わっている部分は、特に広いことが知られています。

このことからも、手指から入ってくる感覚情報がいかに大切かがわかります。大切な部位だからこそ、手指にトラブルが起こったときの痛みも、ほかの部位にくらべて脳は敏感に反応するのです。

痛みの情報は、急性の痛みに素早く対応するうえで欠かせないものです。痛みの起こった早い段階で治療すれば、たいていの痛みはやわらぎます。

痛みが3カ月以上続けば慢性痛

一方で、痛みを放置して手指を使い続けたり、痛みが治まったあとに再発を繰り返したりしていると、痛みの信号が脳へずっと発信され続けてしまいます。

その結果、神経や脳に痛みの記憶が強く刻まれ、しつこい痛みがいつまでも続くことになります。

痛みが3カ月以上続いている状態を「慢性痛」と呼びますが、痛みが慢性化すると「痛いことはより痛く、痛くないことも痛く」といった悪循環に陥ります。

たとえば、手指の痛みは、急性期であれば手を使ったときに「痛い」と感じます。ところが、「痛い」が積み重なって慢性化すると、ちょっと触っただけで痛みを感じるようになります。痛みに敏感になるわけです。

さらに痛みが長期化し、「痛い」がもっと積み重なると、痛覚過敏となって本来は痛くない刺激まで「痛い」と感じるようになります。

これが慢性痛のやっかいなところで、いったん慢性化すると、完全に消し去ることが難しくなるのが現状です。

痛みは3つのタイプに分けられる

慢性化した痛みの線引きは難しい

痛みは、発生するしくみによって3つに分類できます。しかし、いずれの場合も、慢性化すると、どのタイプなのかの明確な線引きは難しくなります。互いに影響を与えながら、複雑に絡み合って慢性化していくと考えられています。

①炎症で起こる痛み

外傷やねんざ、腱鞘炎《けんしょうえん》などの急性の痛みや、関節リウマチのような自己免疫疾患の痛みは、「炎症」によって起こります。

炎症が起こると「痛み物質」が発生し、これが末梢《まっしょう》神経を刺激して脳に伝わり、痛みを感じるのです。医学的には「侵害受容性疼痛《しんがいじゅようせいとうつう》」と呼ばれるタイプの痛みです。非ステロイド性抗炎症薬（NSAIDs《エヌセイズ》）を服用し、炎症が治まれば痛みは解消します。

②神経が障害されて起こる痛み

むち打ち症や頚椎椎間板《けいついついかんばん》ヘルニアなどで神経が圧迫されたり傷ついたりした場合、手指の痛みが生じることがあります。「神経障害性疼痛《しんけいしょうがいせいとうつう》」と呼ばれる痛みです。

このタイプの痛みは、病態や発生のしくみが複雑なため、鎮痛薬の効果がほとんど期待できません。治療に難渋するうちに、慢性痛に移行することが多いのが特徴です。

③心の問題で起こる痛み

これは「心因性疼痛《しんいんせいとうつう》」と呼ばれます。炎症や神経障害による手指の痛みが慢性化する背景には、心の問題が深く関係していると考えられています。検査をしても異常が見つからないため、「原因不明」と診断され、途方に暮れている人がたくさんいます。

痛み自体がストレスになるほか、痛みで手指が思うように動かないイライラや、痛みを誰にも理解してもらえない不満などが蓄積され、それが痛みの記憶として脳に深く刻み込まれ、本来の痛みが増長されたり、長引いたりしてしまうのです。

手指の痛みやしびれ、変形を訴える人の9割は女性

エストロゲンは女性の体の「お守り」

手指の痛みやしびれ、変形に悩んでいる人の約9割は女性です。私のクリニックの場合は、特に40歳以上の女性が大半を占めています。この世代の女性に手指の症状が現われやすい理由のひとつは、ホルモンバランスの変化です。

女性は閉経する50歳前後を境に、「エストロゲン」と呼ばれる女性ホルモンの分泌が大幅に減少します。

エストロゲンは、もうひとつの女性ホルモン（プロゲステロン）とともに、妊娠・出産・授乳という、女性特有の機能を生み出す立役者です。10代で初潮を迎えてから閉経するまで、分泌量を調節しながら体のリズムを調整し、多方面で女性の健康を守る、まさに「お守り」なのです。

2つの女性ホルモン

エストロゲン

女性の体を妊娠可能な状態にする
女性らしい体をつくる
基礎体温を下げる
自律神経のバランスを整える
骨密度を高めて骨を丈夫にする
コレステロール値を適正にする
動脈硬化を抑制　など

プロゲステロン

受精卵が着床しやすい状態に整える
妊娠をサポートする
乳腺を発達させる
食欲を増進させる
血糖値を適正にする
体脂肪を減少させる
基礎体温を上昇させる　など

女性のライフステージと女性ホルモンの関係

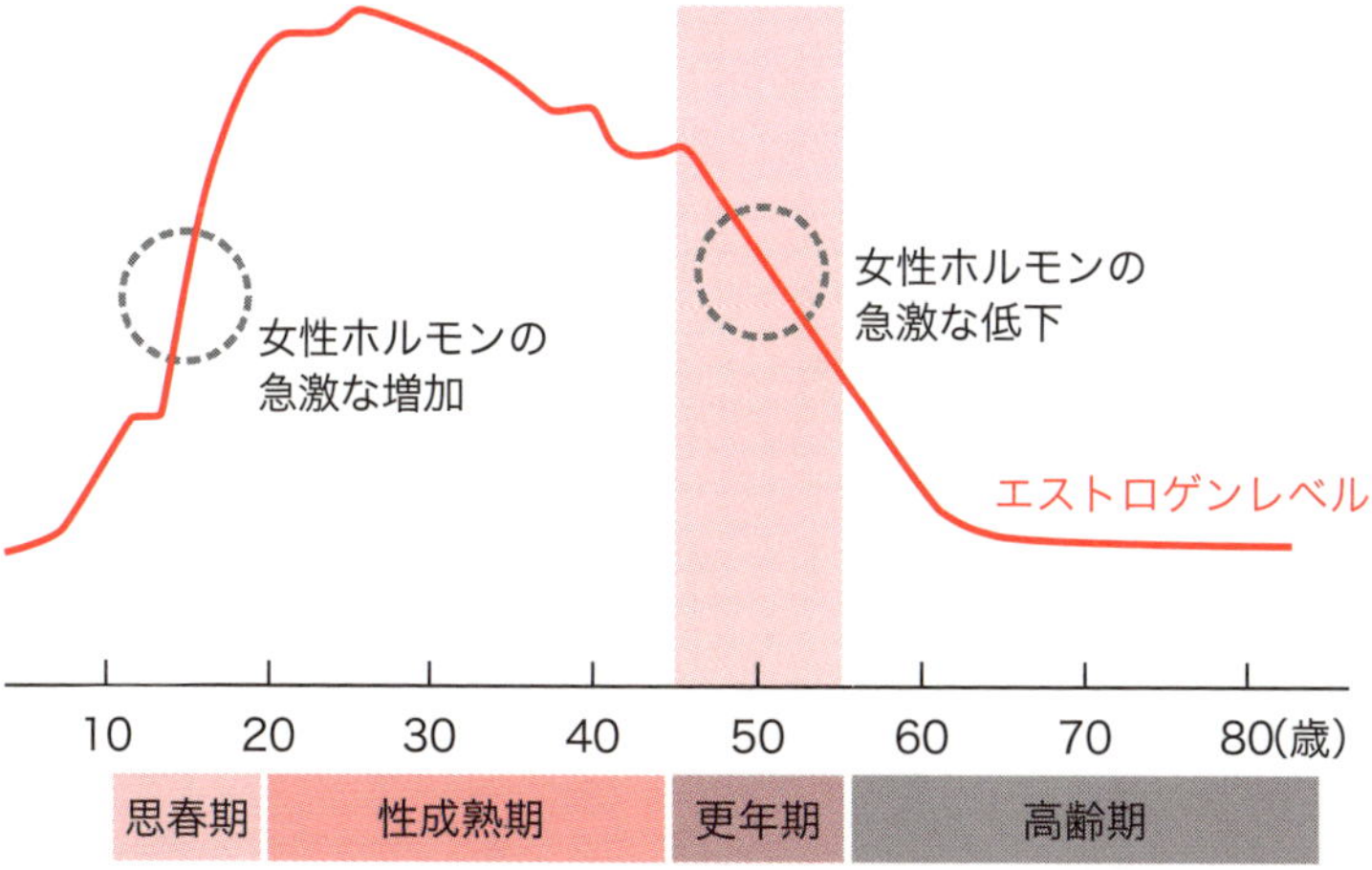

出典：Menopause Manag 13(4):12-17,2004.

更年期を境にエストロゲンの分泌が激減

血液中に分泌されたエストロゲンは、全身に分布している受容体（専用の入口）から各臓器・組織に取り込まれ、それぞれ重要な働きをしています。

エストロゲン受容体は、「α《アルファ》」と「β《ベータ》」がありますが、手指の症状に関係しているのはβ受容体です。β受容体は関節や腱などに存在し、ここに結合したエストロゲンは、関節や腱のしなやかさを保ったり、炎症を抑えたりして、手指を守っています。

ところが、更年期を迎えてエストロゲンの血中濃度が激減すると、関節や腱の老化が進み、炎症も起こりやすくなります。その結果、痛みが引き起こされてきます。

エストロゲン濃度の低下は、手指のしびれの引き金になる可能性も指摘されています。

また、エストロゲンが減少すると、血管の収縮と拡張の調節がうまくいかなくなり、血流が悪化します。これも長く続けば痛みやしびれ、関節の変形の要因になります。

出産後も、女性ホルモンのバランスは乱れます。出産前はエストロゲンが大量に分泌されますが、出産後はエストロゲンの血中濃度が一気に低下するためです。

手指の使いすぎも引き金のひとつに

繰り返す動作は手指への負担が大きい

手指の使いすぎも、痛みやしびれ、変形の引き金となります。

特に、同じ動作を繰り返していると、手指の腱と、腱を包んでいる腱鞘がこすれ合って炎症を起こし、痛みが起こりやすくなります。これが腱鞘炎です。

私自身、子どものオムツ替えを1日何度も繰り返すうちに、腱鞘炎の痛みに悩まされました。出産後のホルモンバランスの変化も影響していたのでしょう。

腱鞘炎の段階なら、治療すれば痛みはやわらぎます。軽い腱鞘炎なら、安静にしているだけでも治りますが、腱鞘炎を放置して手指を酷使すると、慢性痛に移行しやすくなります。

慢性化するとやっかいなので、早期に治療することが大切です。

年齢を重ねるごとに手指の組織が衰える

関節の摩耗、筋肉の衰えは避けられません

「老化現象なので、仕方がないですね」

手指の痛みやしびれ、変形を訴えて医療機関を受診し、医師からこう言われた経験のある人は多いと思います。

中には、その言葉に失望して治療をあきらめ、我慢しながら症状を悪化させてしまう人が結構います。いよいよ我慢できなくなって当院を訪れたときには、症状がかなり進んでいるケースもしばしばです。

たしかに年を重ねるにつれて、骨がもろくなったり、関節がすり減ったり、筋肉が衰えたりすることは避けられません。ある程度の年齢になって画像診断を行なえば、体のあちこちで骨や関節の変性が見つかるでしょう。

加齢は手指の痛みやしびれ、変形の一因にすぎません

また、年を重ねるにつれて、血液の流れも滞りやすくなります。手の指先の毛細血管まで充分に血液が巡っていないと、冷えやむくみの原因となり、手指の痛みやしびれ、変形の引き金となる可能性があります。

とはいえ、たとえば加齢によって痛みが出ていても、いつも同じように痛いわけではありません。痛みがひどい日もあれば、調子がいい日もあるでしょう。

また、個人差もあります。50代で手指の痛みを発症する人もいれば、80代になっても痛みが出ないまま、針仕事をしているような人もいます。

つまり、加齢による組織の衰えは、あくまでもひとつの要因にすぎません。加齢以外の要因を取り除けば、痛みやしびれ、変形を予防し、コントロールすることは充分に可能なのです。

「年だから指が痛いのは仕方がない」

そんなふうに考えて、あきらめるのは早計です。後述する「10秒神経マッサージ」を始めると、年を重ねても指の痛みやしびれが軽減されることが実感できるはずです。

遺伝的な素因があっても必ず乗り越えられる

手指の痛みやしびれ、変形で自分を責める人が多い

原因不明の痛みやしびれ、変形に悩んでいる方たちは、自分を責める傾向にあります。たとえば、私のクリニックには、調理の仕事に就いている女性も多く来院されますが、「調理の仕事を長くやってきたせいで、指を使いすぎた私が悪いんですよね」と、おっしゃる方が結構います。

しかし、調理に従事する人のすべてが指先の痛みやしびれ、変形に悩んでいるかというと、そうではありません。年を重ねても、手指に症状が出ない人がいることは、前項で説明した通りです。エストロゲンが減少する閉経後の女性であっても、症状が出る人と出ない人がいます。逆に、それほど手指を酷使しているわけでもない若い女性が、手指の痛みやしびれなどを訴えて来院されるケースもあります。

乗り越える力は、誰でももっています

実は、手指の痛みやしびれ、変形が起こる背景には、遺伝的な体質が関係していることもあります。遺伝的な素因をもった人が、手指を酷使する生活を続けていると、症状が起こりやすくなるのです。

ですから、手指の痛みやしびれ、変形が起こるのは、皆さんの責任ではありません。そのことを踏まえて、一緒に痛みに対処していきましょうと、いつも私はお話ししています。

中には、「そういえば、うちのおばあちゃんの指もこうだった」と思い出し、原因が体質にあることを知って、やっと症状と真剣に向き合えるようになったというケースが少なくありません。遺伝的な要素があったとしても、自分の体質をよく理解し、うまく折り合っていくことができれば、症状を乗り越えることはできます。

自分の体質をよく理解したうえで、「10秒神経マッサージ」やエクササイズを実践し、生活習慣を工夫すれば、手指の痛みやしびれ、さらには変形さえも乗り越える力が、誰にでも備わっているのです。

手指のトラブルは女性にとってデリケートな問題

手指の病気は、痛みだけの問題ではありません

手指の病気は、関節の変形を伴いやすいことが、女性にとっては深刻な問題です。自分の指が少しずつ節くれだって太くなったり、不自然に曲がってきたりするわけですから、そのつらさは計り知れません。人によっては、痛み以上に大きな心理的ダメージを受けます。自分自身がショックを受けるだけでなく、変形した手指を人に見られることが苦痛になります。手指を誰にも見られたくないというストレスが、痛みをさらに増大してしまうこともよくあります。

女性にとって手指の変形は、とてもデリケートで根の深い問題と言えます。既婚者であれば、結婚指輪がきつくなってきたのを感じたら、ひとつのサインと考えてみてください。

幸せになる権利はみんなにあります

診察の際、私に手を見せることを躊躇《ちゅうちょ》する方がたくさんいます。治療する医師にさえ、指を見られることに抵抗を感じるわけです。「できるだけ隠したい」という切実な気持ちが伝わってきます。

指に劣等感を抱いて、家に閉じこもりがちになる人も少なくありません。たまに外出しても指を隠すことばかりが気になり、「何をしても心から楽しめません」と、つらい心情を話される女性もいます。気持ちがどんどん後ろ向きになって、笑顔を失ってしまうケースも少なくありません。

以前の私は、そうした人たちの苦悩に、どう声をかけたらよいのか迷っていました。でも、「10秒神経マッサージ」を考案してからは、自信をもって言えます。

もう、指に劣等感を抱いて、隠す必要はありません。家の中に閉じこもって、やりたいことを我慢することもないのです。

「幸せになる権利は、みんなにあるんですよ」

私は今、皆さんに、胸を張ってそう伝えています。

慢性痛は「セルフメディケーション」が基本

慢性痛に特効薬はありません

慢性痛に悩む方の多くは、痛みに即効の「特効薬」を求めて医療機関を訪れます。慢性痛に対する治療法としては、のちにお話しするように、投薬、理学療法、湿布、神経ブロック注射などが一般的ですが、いずれも「これをすれば痛みが根治する」というものはありません。それぞれにメリットとデメリットがあります。

痛みが慢性化する背景には、さまざまな要素が複雑に絡み合っており、神経に染み込んだ「痛みの信号」を一気に解消するのは難しいのです。

痛みの感じ方は個人差が大きく、同じ病状であっても、ある特定の治療法が同様に効くとは限りません。「効いた」と受け止めるかどうかも、人によって違います。

大切なのは「回復しようとする意思」

慢性的な痛みの治療は、一人ひとりの生活環境や社会的事情、さらには心理的な要因も考慮しながら、本人の痛みの感じ方を根気強く修正していく必要があります。痛みが長く続いてきた分、治療にも長い時間がかかることを皆さんに納得してもらい、「一緒に治していきましょう」と、私はいつもお話ししています。

慢性痛の治療に欠かせないのが、皆さん自身の「回復しようとする意思」です。

医学的な治療は医師に任せるとして、それ以外の部分は「自己管理する（セルフメディケーション）」という発想で症状に向き合うことが、とても大切です。医師に治してもらうことに加え、自らも積極的に日常的なケアを行なっていく――そうした発想の転換こそ、慢性的な症状から解放される第一歩と言えます。

あとで紹介する「10秒神経マッサージ」に取り組み、エクササイズ、さらには症状をやわらげる思考法、日常生活の見直しなどを実践し、症状とうまくつき合う方法を身につけることで、皆さんのセルフメディケーションを体現していきましょう。

一般的な治療法

エヌセイズ↓慢性の痛みには効かない

炎症を伴う急性の痛みの特効薬

初めて来院された方に、これまでどのような薬を飲んでこられたかを確認すると、たいてい「NSAIDs《エヌセイズ》」（以下、エヌセイズ）と呼ばれるタイプの薬を飲まれています。

エヌセイズは、非ステロイド性抗炎症薬の代表で、ロキソプロフェン（商品名：ロキソニンなど）、アスピリン（商品名：バファリンAなど）、イブプロフェン（商品名：ナロンエースなど）などがよく知られています。

手指の痛みにかかわらず、頭痛や腰痛、膝痛など、「痛み」を訴えて受診すると、医師の多くはこのエヌセイズを処方します。エヌセイズは抗炎症薬ですから、切り傷やねんざなど、炎症を伴う急性の痛みには的確に効きます。

3カ月以上処方されたら医療機関を替えてみましょう

一方、神経が原因で起こっている痛みや、心因性の痛みには、まったく無効です。炎症が原因の痛みでも、3カ月以上痛みが続いて慢性化した場合、すでに炎症は治まっていることがほとんどですから、エヌセイズは効きません。別のタイプの鎮痛薬が適しています。

慢性の痛みに対してエヌセイズを長期間連用すると、効かないだけでなく、体に大きな負担がかかります。その結果、胃腸障害、腎障害をはじめ、胃炎、十二指腸潰瘍、下痢、嘔吐など、さまざまな副作用が起こりやすくなります。

3カ月経っても同じ鎮痛薬をずっと処方されているような場合は、医療機関を替えてみることを検討してください。

慢性の痛みの治療は、時期に応じて、皆さんに合った方法を、その都度選択していく必要があります。納得のいく説明がないまま薬を出すだけでは、治療とは言えません。皆さんの声に真摯に耳を傾け、常に寄り添いながら治療を進めていってくれるような医師を選びたいものです。

一般的な治療法

テーピング↓使用法を誤ると逆効果に

あなたのテーピング、きつすぎませんか？

テーピングというのは、特定のテープを使って関節の動く範囲を適度に制限する理学療法のひとつです。関節をある程度固定できることから、手指を動かしたときの痛みがやわらぎます。

ただし、痛みの原因や手指の状態によって、テーピングが適していない場合があります。また、テープの巻き方・巻く強さなどを誤ると、逆効果になる可能性も出てきます。自分でテープをきつく巻きすぎて、手指の血流をかえって悪くしている方も少なくありません。

血流の悪化は、手指の痛みを増す原因となります。テーピングを行なうときは、医師や専門家の指導のもとで、適切に使用することが原則です。

一般的な治療法

湿布薬→副作用のリスクは飲み薬と同じ

濫用されている湿布薬の主成分はエヌセイズ

湿布薬も、手指の痛みに対してよく処方されます。飲み薬の副作用に慎重な人たちも、湿布に対しては意外と無頓着な印象があります。ドラッグストアで購入したり、インターネットで大量に買ったりする人もいます。

しかし、よく使われている湿布薬の主成分は、エヌセイズです。それを、「スーッとして気持ちいい」などという安易な理由で、毎日ベタベタと大量に貼りつけていると、先にお話ししたようなエヌセイズの副作用のリスクが高まります。

湿布薬も、適正な使用をすることが基本です。適正な使用法で一定期間湿布を貼っていても痛みが治まらないときは、別の治療法を検討する必要があります。

一般的な治療法

神経ブロック注射

↓ペインクリニックの治療の柱

障害されている組織を改善

痛みを専門とするペインクリニックの特徴的な治療法が、神経ブロック注射です。当院もこの治療法を中心に、痛みの治療を行なっています。

痛みというのは、神経を通じて脳に信号が送られることで、私たちは「痛い」と感じるしくみになっていることは、先にお話ししました。

神経ブロック注射は、この痛みを感じる経路をブロックする治療法です。つまり、神経に作用するポイントに局所麻酔薬を注射し、痛みの情報が脳に伝わる経路を途中で断ち切ることで、痛みを感じなくするのです。

一時的に麻酔をかけて、痛みを麻痺させる対症療法ではありません。神経ブロック注射の目的は、障害されている組織を改善させることにあります。

QOLが向上し、心身両面から快方に向かいます

神経ブロック注射によって一時的でも痛みがやわらぐと、緊張していた筋肉がほぐれて血液の流れもよくなり、手指を動かしやすくなります。

握ったりつまんだりという動作もある程度可能になりますから、痛みのせいで今までできなかったことが、少しずつできるようになります。ペットボトルのふたを開けられるようになったり、洗濯物を干すときのピンチをつまめるようになったりするわけです。生活の質（ＱＯＬ：Quality Of Life）がグンと高まるわけですね。

神経ブロック注射で、そうした「できること」を繰り返すうちに、手指の組織が少しずつ回復していきます。すると、痛みなどの症状が徐々に軽くなり、気持ちも明るくなって、心身両面から快方に向かいます。

神経ブロック注射は、手指の痛みや変形で未来への希望を見失いがちな人たちに、笑顔を取り戻してもらえる治療法です。

慢性痛に対して安静は逆効果

手指を長期間動かさない生活が症状を悪化させます

手指の痛みやしびれ、変形を訴えて受診した際、「しばらくは手と指をあまり使わない生活を心がけてください」と、医師から言われた経験のある人も多いと思います。

骨折や打撲による急性期の痛みであれば、痛みの原因である炎症が鎮まるまで安静を保つのが原則です。しかし、慢性化した痛みに対しては、「あまり動かさない」対策が有効であるとは言えません。そもそも私たち、特に女性が、手と指をあまり使わず、毎日を過ごすことができるでしょうか？

医学的にも、手指を使わずにいると、筋肉を動かさないので血液の流れが悪くなることで血液中に痛みを感じさせる物質が溜まり、手指を動かしている組織の老化も進みます。痛みが増し、手指の動きも悪くなるという悪循環に陥る可能性があります。

手指が動かせることがQOLを向上させます

いつまで安静にしていればいいのかわからないまま、手指をあまり使わずに何日も何カ月も生活できる人は、それほど多くないでしょう。

私のクリニックを訪れる女性の皆さんは、仕事をしながら家事や子育てをしている方がほとんどです。こうした人たちに「手指を使わないように」と、私はとても言えません。特に、手をよく使う仕事に従事している人にとって、手が使えない状態が長く続くことは、それこそ死活問題です。

結局、医師の指示を無視して、痛みやしびれにグッと耐えながら、家事や仕事を続ける人がたくさんいます。

慢性的な手指の痛みやしびれの治療は、症状をできるだけ軽くし、手指を動かせる状態を維持することが大切だと、私は考えています。そのほうが、症状の悪循環に陥る心配がなく、日常生活への影響も最小限で済みます。

痛みやしびれをコントロールしながら生活の質（QOL）を高めていくのが、望ましいありかたなのだと思っています。

「原因探し」にこだわるのは時間のムダ

原因を追究しすぎると……

慢性の痛みやしびれは、さまざまな要因が絡み合って生じていますから、専門医であっても、原因を特定できない場合があります。

ところが、医師から「原因不明です」と言われると、納得がいかずにあちこちの医療機関を渡り歩いて、検査を繰り返す方が少なくありません。しかし、原因究明にこだわりすぎると、原因が突き止められない限り症状は治らないと考えて、治すことよりも原因探しにエネルギーを注いでしまうことになりがちです。

その姿勢の裏側には「原因さえわかれば治る」という考えがあるのでしょうが、慢性痛はひとつの原因で成り立っているわけではありません。「原因さえわかれば」という思いを改め、時間とお金、期待のムダ遣いをなくすことが、慢性痛を治す早道です。

今できることにエネルギーを注ぎましょう

私はいつも、「3カ月以上続いている慢性の痛みやしびれについては、原因を追究しすぎるのはやめましょう」と皆さんに伝えています。

いちばん大切なのは、「今感じている痛みをどうするか」だからです。

原因究明で消耗するくらいなら、痛みやしびれをうまくコントロールする方向にエネルギーを注いだほうが、はるかに有益です。

手指に負担の大きい今の仕事を辞めることができるなら、それもひとつの選択肢です。でも、自分の好きな仕事だったり、辞めるのが経済的に難しかったりする場合は、今の仕事を続けながら、症状を軽減する方向にもっていくことを考えます。

仕事にしても家族の介護にしても、つらくても続けなければいけない現実があるのなら、手指の痛みやしびれ、変形の原因をあれこれ考えるより、今できることを行なう――これが最優先です。

そして、「自分が今できること」を追究して考案したのが、まさしく「10秒神経マッサージ」なのです。

column ①

「痛み」と「パートナー」の深〜い関係

痛みとストレスの関係を考える際、大切になってくるのが「夫婦関係」。毎日顔を突き合わせるパートナーとの関係にストレスがあれば、痛みが悪化してしまうことがあります。

65歳以上の夫婦に対して行なわれた1万5000人規模の調査(『愛知老年学的評価研究』)では、「夫婦関係に満足しているか?」という質問に対し、「とても満足している」と答えた夫が27・8%いるのに対して、妻は15・4%しかいませんでした。また、パートナーや家族と同居している場合、「現在の健康状態があまり良くない」と答えた女性が30・4%にのぼりました。ここから、65歳以上の女性は、単身者のほうが主観健康度が高い傾向を読み取ることもできます。

「頼り切る夫」が妻の寿命を縮めているのかもしれません。もし今、あなたがパートナーに対してストレスを感じているなら、ぜひ、趣味の集まりやスポーツの同好会などに参加してください。そうすることで、「私は幸せ」という主観幸福感が高まり、健康寿命を延ばすことができるでしょう。

第2章

知っておきたい「変形性指関節症」

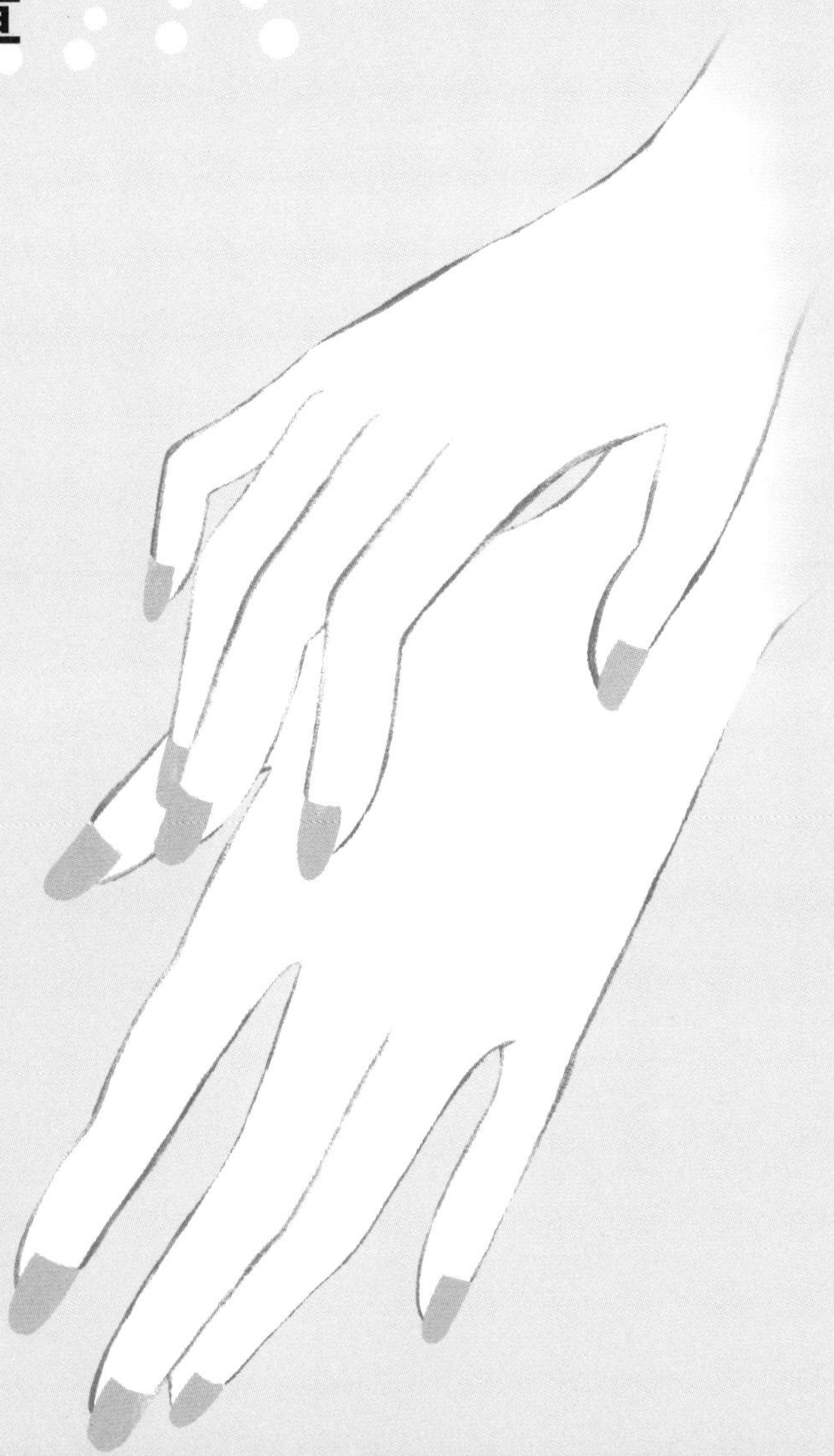

ヘバーデン結節

痛みより先に関節が腫れて太くなります

ヘバーデン結節とは、手指の第一関節にコブ（結節）ができ、腫れたり曲がったりする症状です。親指以外の4指に症状が出る場合がほとんどで、第一関節の周囲に水ぶくれができることもあります。

痛みより先に、関節が太くなるケースも多く、最初に指が太くなって第一関節が動かしづらくなり、次に「ときどき痛い」という症状が出てきます。指を動かさずにいれば痛みはないものの、指を曲げたり、冷水にさらしたりすると、痛みが生じるようになります。

さらに症状が進むと、安静時にもジンジンとした痛みが続くようになり、やがて軽くものに触れただけで激痛が走るようになります。

「10秒神経マッサージ」が治療と予防に有効です

ヘバーデン結節という病名はあまり知られていませんが、患者数は国内だけでおよそ300万人にのぼると言われています。関節リウマチは全国で70万～80万人と推定されていますから、はるかにそれを上回ります。

それにもかかわらず、ヘバーデン結節に対して、適切な治療を行なえる医療機関は限られていて、「年のせい」「手指の使いすぎ」で片づけられてしまいがちなのが現状です。

しかし、ヘバーデン結節は、職業や利き手に関係なく発生し、更年期世代の女性に圧倒的に多いことが確認されています。ですから、加齢や手指の使いすぎよりも、女性ホルモンのバランスの変化が大きく関係していることが、最近の研究で言われています。

閉経を境に女性ホルモンのエストロゲンの分泌が激減することで、関節の腫れや関節軟骨の摩耗、さらには関節の隙間が狭くなり、その結果としてヘバーデン結節が発生すると考えられています。

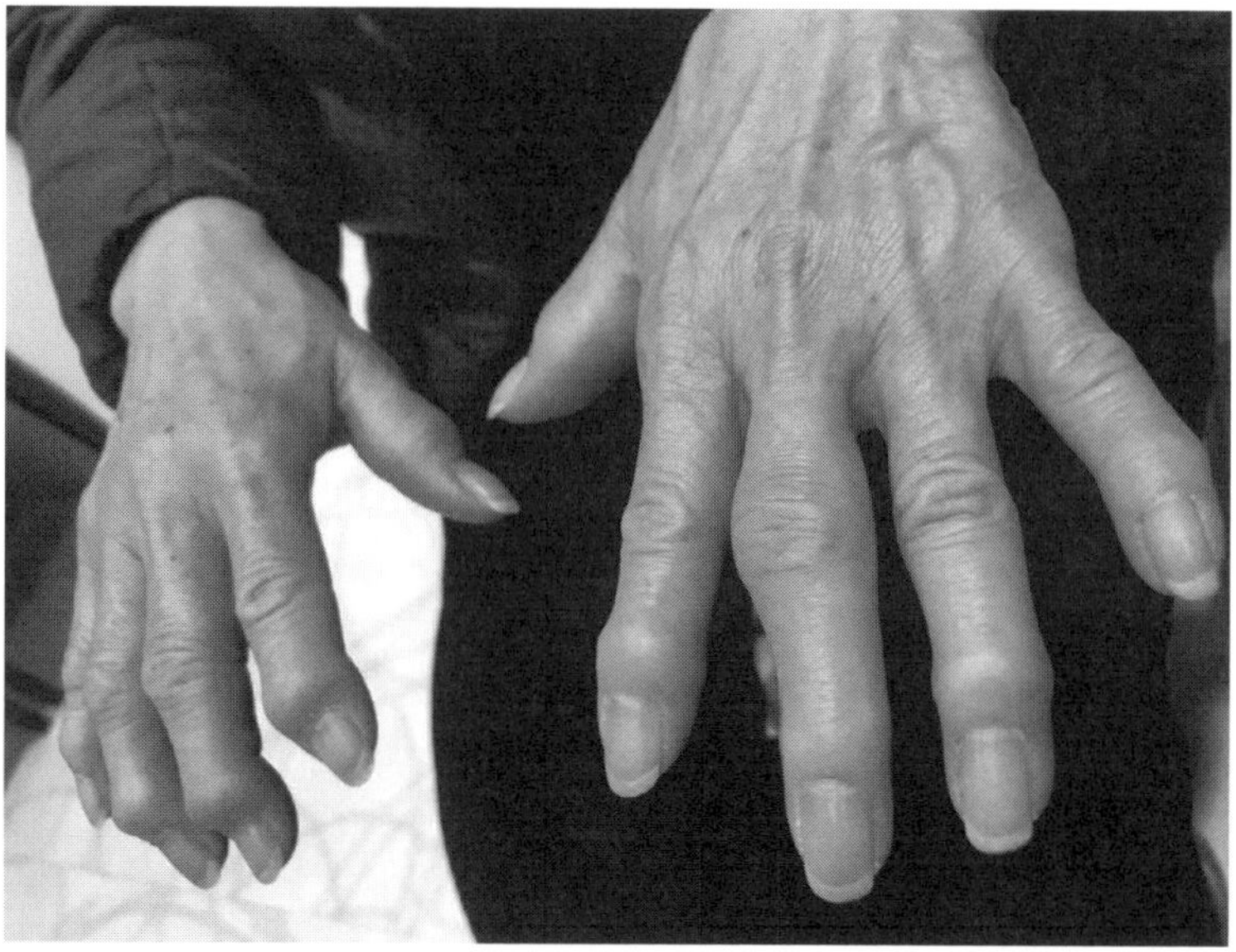

人差し指から小指にかけて、第一関節に痛みや腫れが生じます。1本の指に生じたり、複数の指に生じたりと、さまざまな症状があります。

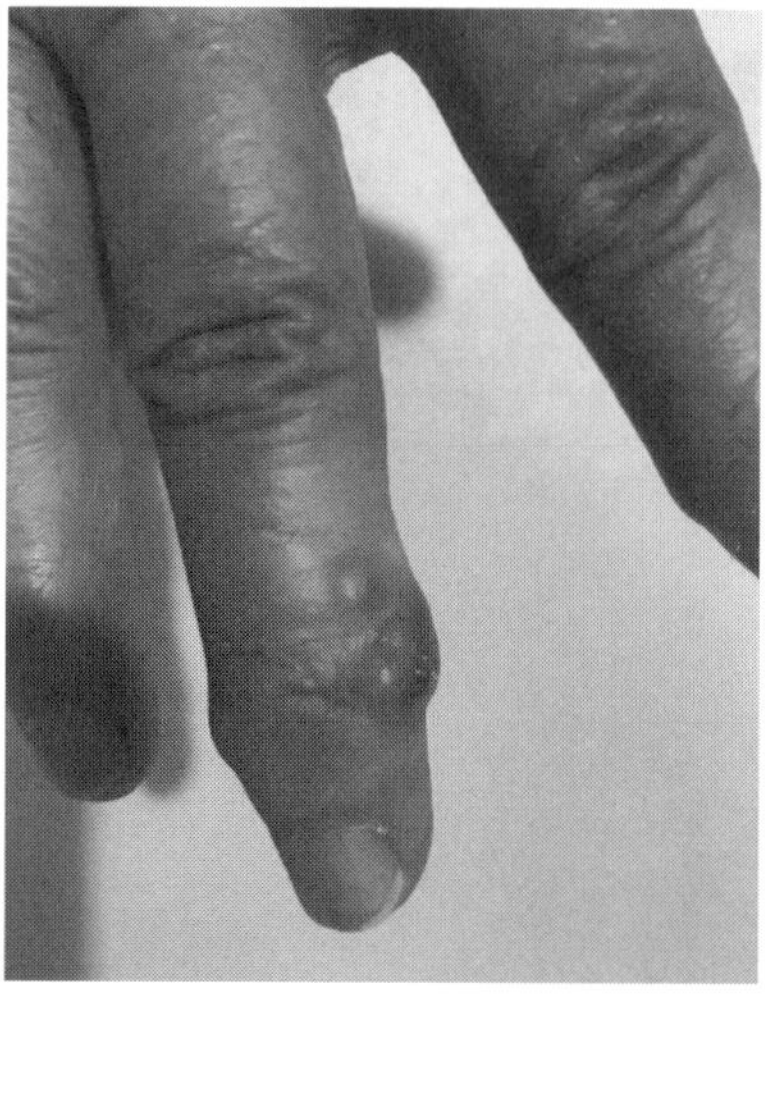

爪のつけ根付近や第一関節に水ぶくれができることもあります。

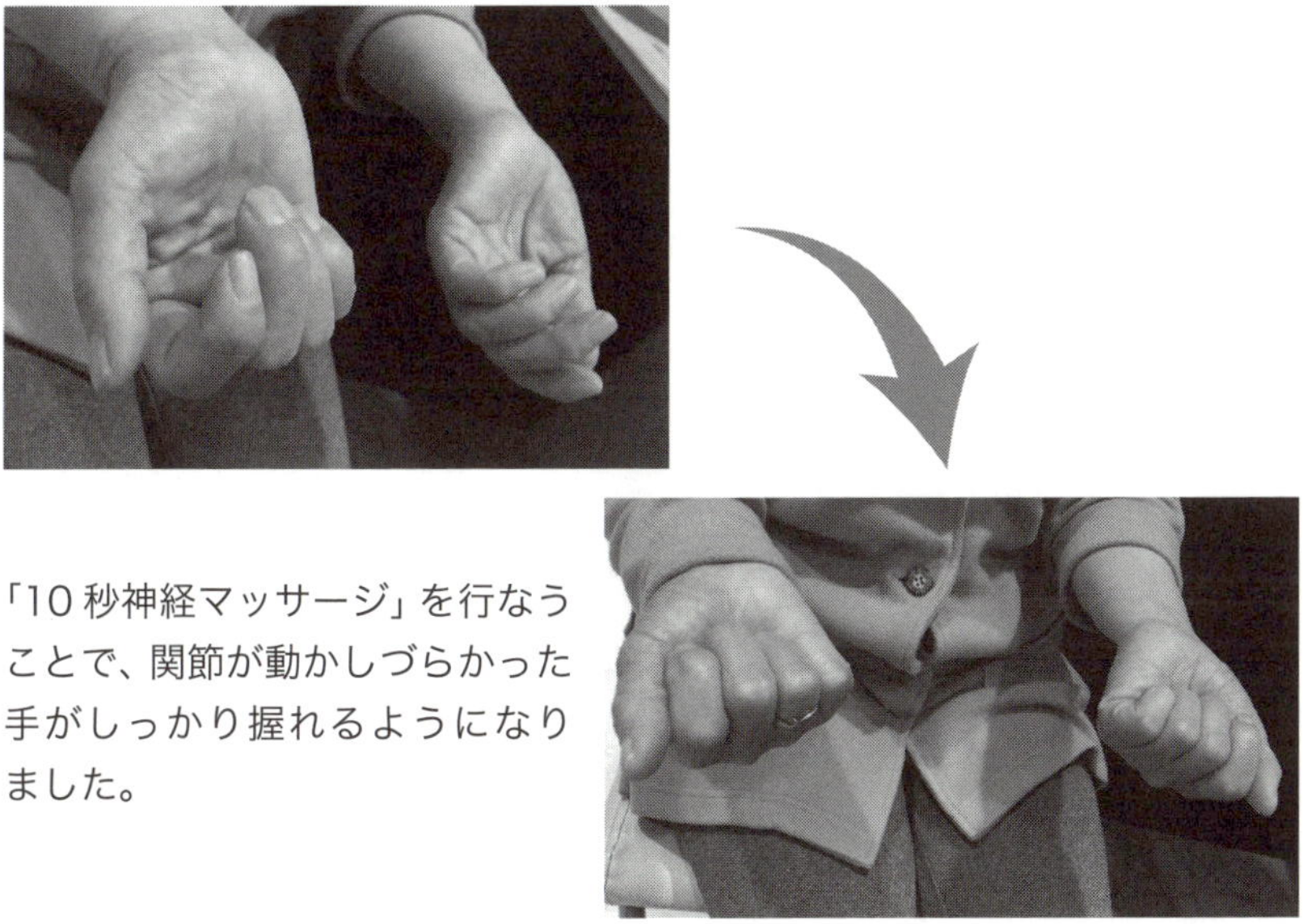

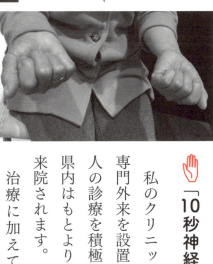

「10秒神経マッサージ」を行なうことで、関節が動かしづらかった手がしっかり握れるようになりました。

「10秒神経マッサージ」で効果が

私のクリニックでは、ヘバーデン結節の専門外来を設置し、この症状に悩んでいる人の診療を積極的に行なっています。愛媛県内はもとより、全国からたくさんの方が来院されます。

治療に加えて、自宅で「10秒神経マッサージ」を続けてもらうと、2週間後の再診のときには、手が握れるようになったり、痛みがやわらいだりして、日常動作がラクになるケースがほとんどです。

症状が出はじめた初期の段階から「10秒神経マッサージ」を始めると、指の変形の予防にも役立ちます。

ブシャール結節

手指の第二関節に腫れや痛みが起こります

ヘバーデン結節と同じ症状が手指の第二関節に起こるのが、「ブシャール結節」と呼ばれる症状です。

発症部位が異なることを除けば、ヘバーデン結節とほぼ共通していて、両者が併発して起こる場合もあります。

発症のしくみも、ヘバーデン結節と同じように女性ホルモンのバランスの変化が関係していることが、最近の研究で指摘されています。

エストロゲンの減少により腱鞘炎が引き起こされ、それが第二関節に慢性的に強く影響し、第二関節が腫れたり、軟骨が摩耗したりすると考えられています。

関節リウマチとの違い

関節リウマチも第二関節に変形が出やすいことから、ブシャール結節の方の中には、関節リウマチと思い込んで受診される方が結構いらっしゃいます。

しかし、ブシャール結節と慢性関節リウマチは、まったく異なるものです。

ブシャール結節は自己免疫疾患ではないので、関節そのものが破壊されることが引き金ではありません。

また、手指以外の関節に変形が起こることもないですし、手指の痛みは発症後数年で落ち着く場合がほとんどです。

ただし、変形した関節は治らないので、変形が進む前から、治療と「10秒神経マッサージ」をスタートすることが望まれます。

ばね指

手指を酷使すると腱鞘炎が誘発されます

指が動くのは、筋肉が縮んで骨を引っ張り、関節を動かすからです。筋肉と骨のつなぎ目には、腱《けん》と呼ばれる弾力性に富んだ組織が存在し、筋肉と骨をガッチリつないでいます。この腱の存在によって、手指のなめらかな動きが生み出されているのです。

ところが、手指を使いすぎると、腱に炎症が起こりやすくなります。腱は、腱鞘《けんしょう》と呼ばれるトンネル状の組織に包まれた構造をしています。手指を酷使すると、腱と腱鞘が何度もこすれあって摩擦が生じ、腱と腱鞘の双方に炎症が起こりやすくなるのです。

そうして痛みや腫れが生じるのが、腱鞘炎です。

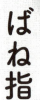

腱鞘炎が悪化するとばね指が起こります

腱鞘炎が起こってもなお、手指を酷使し続けると、炎症がさらに悪化して、腱が厚みを増し、硬くなります。

すると、腱が腱鞘に引っかかるようになり、指の曲げ伸ばしがギクシャクしはじめます。それを無理に動かしたとき、ガクンと跳ねるような「ばね現象」が起こります。これを「ばね指」と呼びます。

一般的には、腱鞘炎もばね指も、手指の使いすぎが原因で起こると言われています。たしかに手指を使いすぎると起こりやすいのは事実ですが、手指を酷使している人が、すべて腱鞘炎やばね指になるわけではありません。

特に女性の場合は、更年期や妊娠中、出産後などに起こりやすいことから、女性ホルモンのバランスの変化が大きく関わって発生するという考え方が、最近は注目されています。

仕事やスポーツなどで指を酷使している人のほか、糖尿病やリウマチを患っている人、人工透析を受けている人にもよく見られます。

母指CM関節症

親指の付け根の関節のトラブル

親指の付け根の関節でトラブルが起こり、痛みが生じてくるのが、母指《ぼし》CM関節症です。

ペットボトルのふたを開けたり包丁で根菜を切ったりして、親指に力を入れたとき、親指の付け根に痛みを感じる人は、この症状が疑われます。

親指は、ものを握ったりつまんだりする際に、ほかの指より大きく動かします。使う頻度の高い指でもあるので、その分、母指CM関節にかかる負担が大きく、関節の変性が起こりやすいと考えられています。

X線検査を行なうと、母指CM関節症の人は、母指CM関節の隙間が狭くなっていたり、骨棘《こつきょく》が形成されていたりするのが確認できます。

症状が進行するとスワンネックに

痛みを放置すると、親指の付け根の辺りがふくらんできて、親指の動く範囲が狭くなります。親指は、日常のあらゆる動作に欠かせない指ですから、親指の動きが悪くなると、生活の質（ＱＯＬ）が大幅に低下します。

痛みで親指が使えないのもストレスですが、母指ＣＭ関節症は重症化しても痛みが出ないこともあります。その場合は無意識のうちに親指を使ってしまい、さらに症状を悪化させる可能性があります。

症状が進行すると、「スワンネック」と呼ばれる変形が起こることもあります。スワンネックとは、親指の付け根の関節が屈曲し、真ん中の関節がまっすぐ伸び、指先の関節が曲がった状態を指します。ここまで変形が進むと、治療はさらに困難になります。

できるだけ早い段階から、痛みを専門とする医師の指導のもとで治療を行なうことが大切です。それと並行して、「10秒神経マッサージ」を行ない、親指の「今のつらい状況」に対応していきましょう。

ドゥケルバン病

親指を動かすと痛みが増します

手首の親指側にある腱と腱鞘に炎症が起こって発生するのが、ドゥケルバン病です。狭窄性《きょうさくせい》腱鞘炎とも呼ばれ、よく見られる腱鞘炎のひとつです。炎症が起こっている手首の親指側に、痛みや腫れが生じ、手首の動きが悪くなるのが特徴です。

試しに、親指をほかの4指で握るようにしてグーをつくり、そのまま手首を小指のほうへ倒してみてください。痛みが強くなるようであれば、ドゥケルバン病の可能性を検討したほうがよいかもしれません。これはフィンケルシュタインテスト変法（岩原・野末テスト）といって、ドゥケルバン病の診断に使われます。

また、親指を広げたり、動かしたりする動作でも、痛みが強まります。

手根管症候群

手根管の内圧が上がることが引き金になります

手根管《しゅこんかん》というのは、手首の内側にあるトンネル状の空間のことです。

この手根管の内圧が上がって、手根管の中を通っている正中神経《せいちゅうしんけい》が圧迫されると、手指に痛みとしびれが出現します。これが手根管症候群です。

手根管の内圧を上げる要因として、ここでも女性ホルモンのバランスの変化があげられています。エストロゲンが激減すると、腱周囲の滑膜が腫れて手根管の内圧を上げ、正中神経を圧迫すると言われています。

そのため、手根管症候群も、更年期や妊娠中、出産後の女性に多く見られます。

エストロゲンの減少以外にも、手指の使いすぎや外傷、腫瘍《しゅよう》なども、正中神経を圧迫する要因になり、結果的に手根管症候群を誘発します。

手のひらから指に痛みやしびれが強く出ます

最初は、人差し指と中指に痛みやしびれが現われ、そのうち、親指から薬指の半分（中指側）にかけて、痛みやしびれが起こるようになります。

しびれや痛みは、手のひら側に強く出ます。初期の頃は手を振ると症状はやわらぎます。手を握ったり開いたりしても、同様の効果が得られます。

しかし、進行するにつれて痛みやしびれは強くなり、親指と人差し指で細かいものをつまむことができなくなります。

手根管症候群の原因も明らかになっていませんが、女性ホルモンのバランスが乱れる妊娠・出産期や更年期の女性に多く見られます。もともと女性のほうが男性より手根管のスペースが狭いこと、手を使う仕事が多いことも理由のひとつでしょう。

治療の難しい病気ですが、痛みやしびれ、こわばりが出たときに、そのつど「10秒神経マッサージ」を行なうと効果が期待できます。

関節リウマチ

初期症状は朝の手のこわばり

関節リウマチは、自己免疫疾患のひとつです。自己免疫疾患というのは、体に備わっている免疫（病気と闘う力）が乱調をきたして起こる病気です。

関節リウマチの場合は、関節を取り巻いている滑膜《かつまく》と呼ばれる組織が免疫のターゲットとなります。滑膜に炎症が起こると、手足の指の関節が腫れ、朝起きたときに手のこわばりを感じるようになります。

その後、さらに炎症が拡大すると関節が破壊され、脱臼したり、変形したり、指が短くなったりする場合もあります。

遺伝的な要因などによって発症すると考えられていて、30代、40代の女性に多く発症するのが特徴です。

リハビリの一環として「10秒神経マッサージ」を

症状の進み方や程度には個人差があり、手指だけでなく、膝や股関節など、全身の関節が障害される人もいます。いずれの場合も、症状がやわらいだり悪化したりを繰り返しながら、関節が障害されていきます。

ヘバーデン結節に比べると、有効な治療薬がいくつも開発されていますが、一度破壊された組織を回復することはできません。ですから、できるだけ早期に治療を始めることがとても大切です。

朝目覚めたときに、手がこわばってうまく握れないと感じたら、すみやかに専門医で受診しましょう。早い段階から治療を始めると、症状の進行を最小限に抑えることができます。

治療を始めたあとも、痛みのせいで手指をあまり動かさずにいると、関節の動く範囲がどんどん狭くなっていきます。リハビリの一環として「10秒神経マッサージ」をぜひ取り入れてみてください。

第3章

「変形性指関節症」を予防・改善する10秒神経マッサージ&エクササイズ

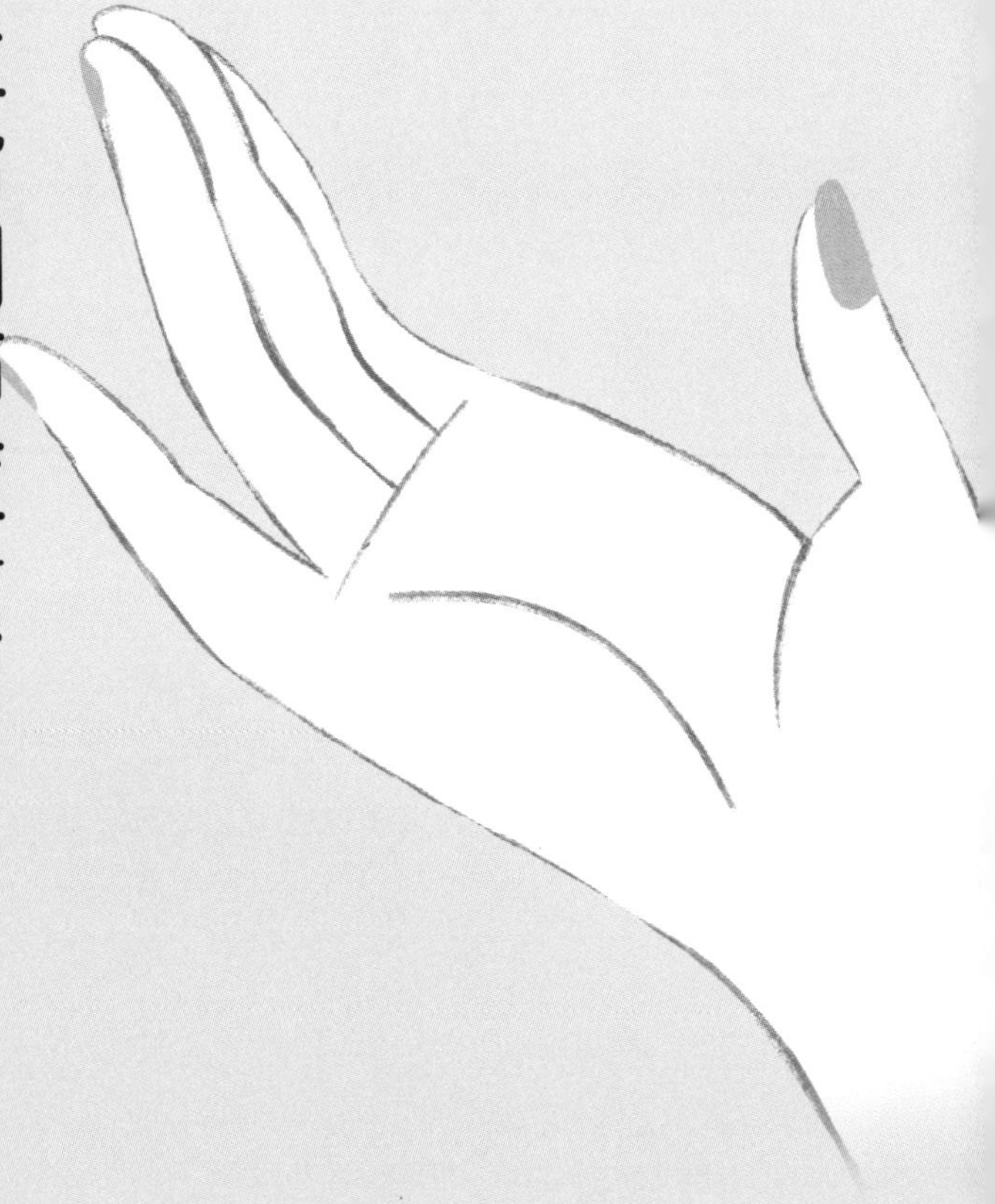

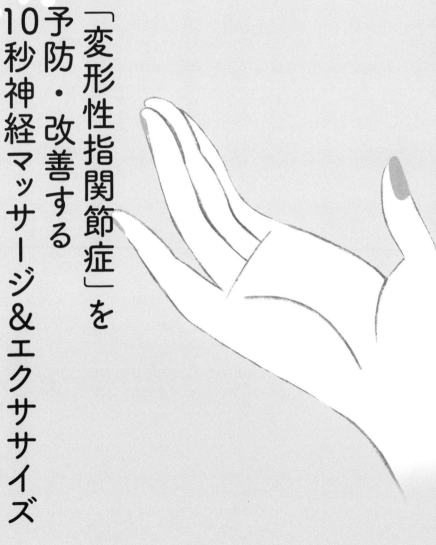

10秒神経マッサージ

運動神経と知覚神経を同時に刺激し、瞬時に痛みをやわらげる

独自のマッサージ法を考案しました

私は痛みの専門医として、長年多くの方々の手指の痛みやしびれを診療してきました。その経験をもとに独自に考案したのが、「10秒神経マッサージ」です。

これまでにも、痛いところに手を当ててさすると痛みがやわらぐことは、科学的に証明されています。皮膚をさすると、皮膚の表面を走っている神経から脳に情報が送られ、脳が「心地いい」と感じます。そして、少し力を入れてもむと、筋肉の緊張がほぐれて、血液の流れもよくなり、リラックス効果が得られるのです。

肩や首のこりがマッサージでラクになるのは、こうしたしくみによりますが、同様の効果が手指の痛みやしびれにも有効に作用することは、容易に想像がつきました。

神経ポイントの発見で絶大な効果が

問題は、具体的に手指のどの部位を、どのようにさするのがもっとも効果的なのか――これを解明するのにずいぶん時間がかかりました。

手指は繊細な組織ですから、やり方を間違えると症状を悪化させてしまう恐れがあります。多くの方々に協力を得ながら研究を続けたところ、神経解剖学の観点から見て最適の場所を見つけることができました。

それが「神経ポイント」です。

神経は、筋肉や関節を動かす「運動神経」と、痛みを伝える「知覚神経」に大別できますが、手指にはこの2つの神経が体表から浅い位置で並行して走っているポイントがいくつかあり、ここを刺激すると、運動神経と知覚神経に同時にアプローチできます。

「ここだ！」とひらめいた私は、さっそく手指の痛みに悩んでいる皆さんに、この神経ポイントをマッサージしてみたところ、想像以上の効果が得られました。手指の痛みやしびれが瞬時にやわらぐ方が続出したのです。

脳から痛みを抑える

脳から痛みを抑える「下行性抑制系」って何？

人にはもともと、脳から痛みを抑える「下行性抑制系《かこうせいよくせいけい》」というしくみが備わっています。

たとえば、スポーツ選手が試合中に足を骨折したにもかかわらず、試合が終わるまで気づかなかった、という話を聞いたことはないでしょうか？

このように精神が著しく興奮したり、何かに思いきり集中したり、あるいは強い恐怖を感じたときに、一時的に痛みを感じなくなるしくみが、「下行性抑制系」です。

痛みの治療に使われるモルヒネなどの鎮痛薬も、この下行性抑制系を活性化することが知られています。

下行性抑制系のしくみ

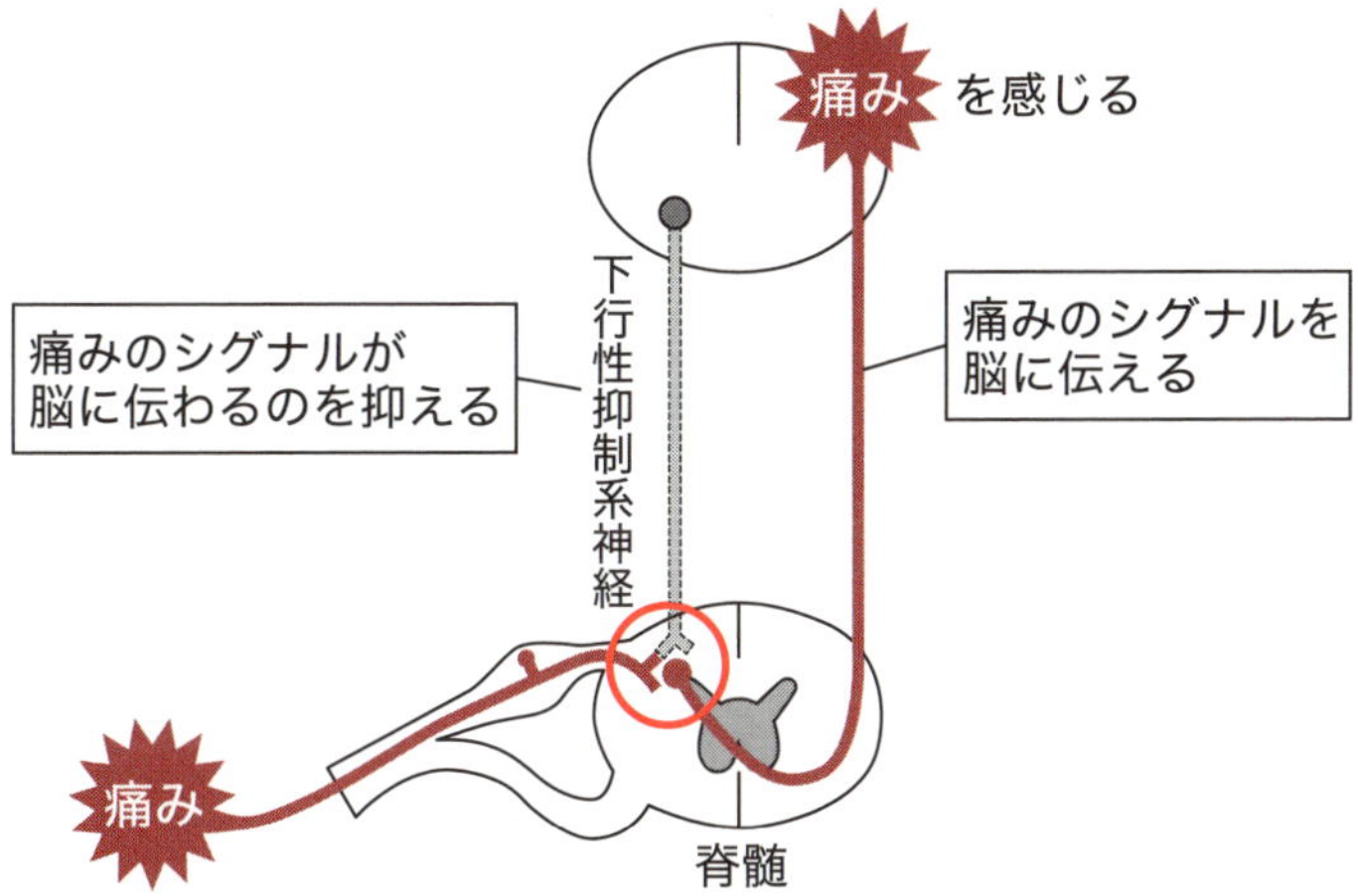

「10秒神経マッサージ」で痛みがやわらぐしくみ

1. 痛みを伝えている神経の神経ポイントを刺激
2. 刺激したシグナルが脊髄から脳へと伝わる
3. 痛みのシグナルが伝わるのを抑える物質や痛みを抑える物質などが脳から分泌
4. 痛みがやわらぐ

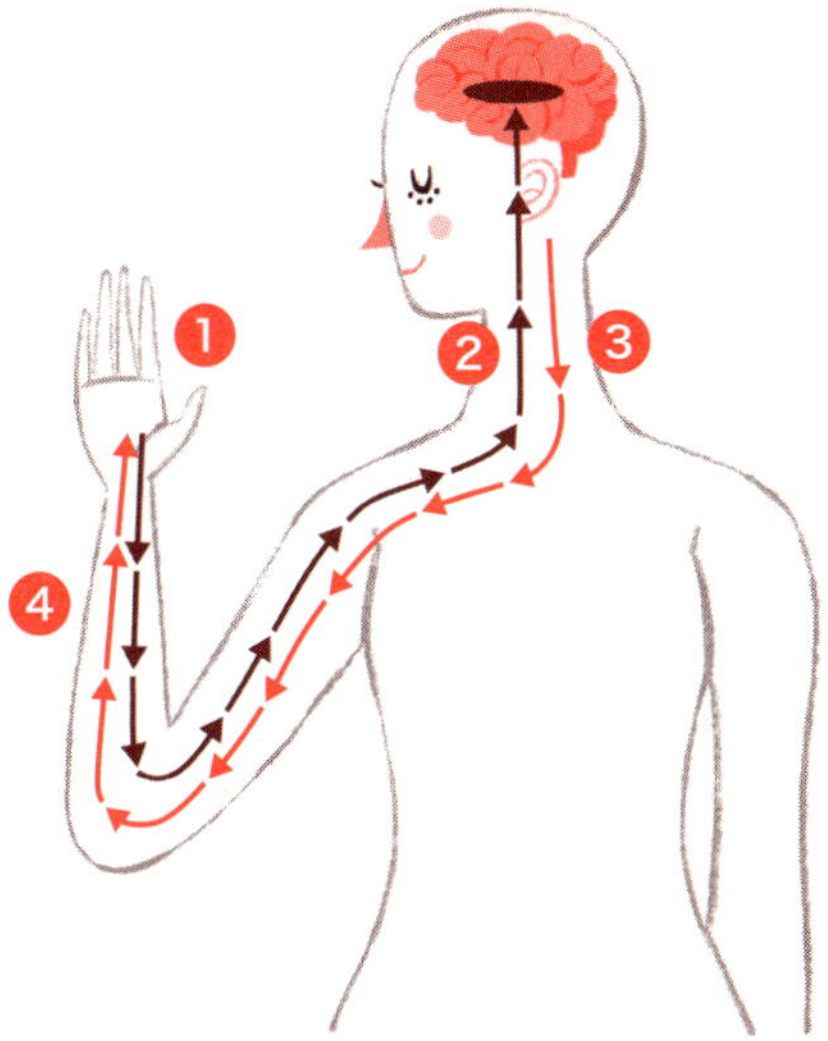

3つの神経にアプローチする

神経ポイントが存在する神経

「10秒神経マッサージ」で刺激する「神経ポイント」は、次の3つの神経経路にあります。

◎橈骨神経《とうこつしんけい》

首→鎖骨の下→脇の下→二の腕の骨の外側→手の親指側へと伸びている神経です。手首をそらしたり、手指を伸ばしたりする働きに関わっていて、手の甲側の親指、人差し指、親指の付け根などの痛みを脳に伝えます。

◎尺骨神経《しゃっこつしんけい》

橈骨神経と同様に、首から指まで伸びている神経です。ただし、尺骨神経は、首から小指側に向かって走っています。

ひじをぶつけたとき、電流が走るような痛みを感じるのは、この神経が関わっています。

手首や手指を曲げる動作をはじめ、手のほとんどの筋肉の動きに関係していて、小指と、薬指の小指側などの痛みを脳に伝えています。

◎正中神経《せいちゅうしんけい》

首→鎖骨の下→ひじの真ん中→手の中指側まで伸びている神経です。手首では、手根管《しゅこんかん》というトンネルを通って指先へ走っています。

手首や手指を曲げる動作のほか、親指の付け根の筋肉の動きも、この神経が関わっています。親指から人差し指、中指、薬指の中指側までの、手のひら側の痛みを脳へ伝えます。

5つの神経ポイント

指だけでなく手や腕にもあります

手指の痛みやしびれに効く神経ポイントを、本書では5つ紹介します（72〜81ページ）。そこには前項で紹介した3つの神経（橈骨神経、尺骨神経、正中神経）が走っていて、それらに働きかけることで、「10秒神経マッサージ」の効果が生まれます。

神経ポイントは、痛みやしびれの出ている指だけでなく、同じ側の手や腕などにも存在します。

どの神経ポイントも、しっかりと圧をかけることがとても大切です。

神経ポイントに加えた刺激は、電気信号となって脊髄神経を通り、脳の中枢神経に伝わります。

10秒神経マッサージ

慢性痛の人は1日2回のペースで

いちばん大事なのは「毎日続けること」です

神経ポイントに刺激を与えるときは、10秒ずつ圧をかけます。体表の浅いところを走る神経に瞬発的な刺激を加えることが目的なので、短い時間で充分なのです。長く刺激しすぎると、体を緊張させる交感神経が活性化して、血液の流れが悪くなります。筋肉や関節も硬くなり、痛みやしびれを悪化させるので注意が必要です。

「10秒神経マッサージ」は、痛みが強いときに行なうのが基本ですが、慢性的に痛みがある場合は、朝と夕方の1日2回行ないます。

効果を急いで長く続けたり、1日の回数を増やしたりするよりも、毎日続けることがいちばん大事です。

爪を使って強めに圧をかける

「痛気持ちいい」が力加減の目安

神経ポイントの刺激は、指の腹ではなく、爪を立てて行ないます。「痛《いた》気持ちいい」と感じる程度が、力加減の目安です。

圧が弱すぎたり、「気持ちいい」程度の圧だったりすると、充分な効果が期待できません。神経ポイントに加えた刺激の情報を、脳までしっかり届けるためには、爪の跡が皮膚に軽く残るくらいの、ちょっと強めの力で押し、こするようにしてマッサージします。

ただし、爪が長くて尖っていると、皮膚を傷つける危険があります。爪を伸ばしている人は、事前に爪やすりなどでネイルケアをしてから、マッサージを行なうようにしましょう。

10秒神経マッサージ

3つのポイント

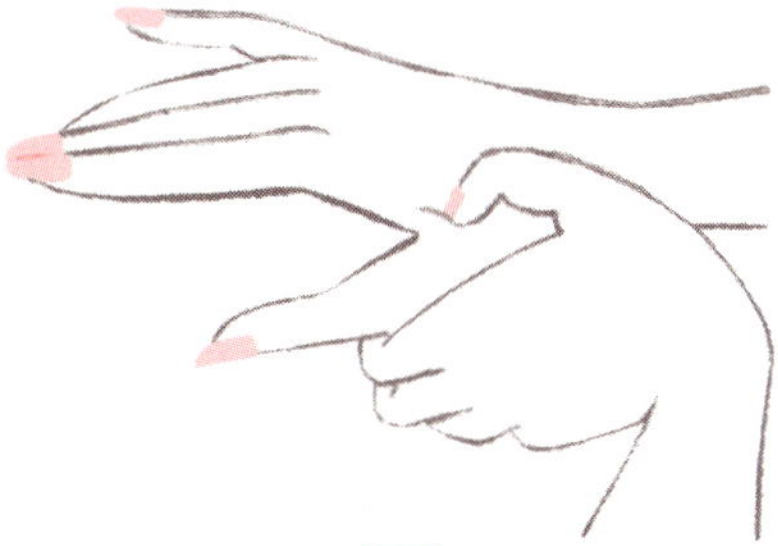

Point 1 爪を立てて刺激

神経ポイントに適正な刺激を与えるために、指の腹ではなく爪で刺激します。痛みがある側の手や指に行ないます。

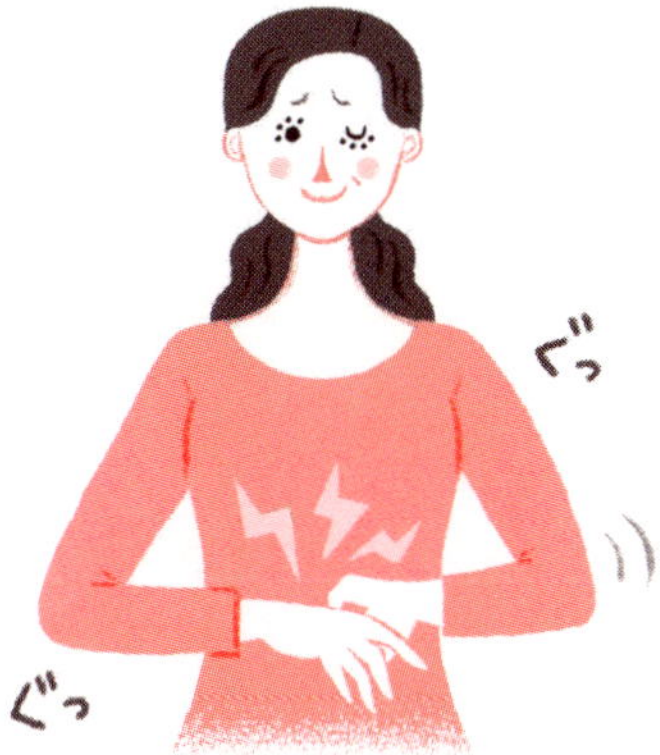

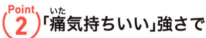

Point 2 「痛《いた》気持ちいい」強さで

刺激したあとに爪の跡が残るくらいの「少し痛い」程度の感覚で押したりこすったりします。マッサージをしていないときに皮膚がヒリヒリと痛む場合は、皮膚が回復してから行ないます。

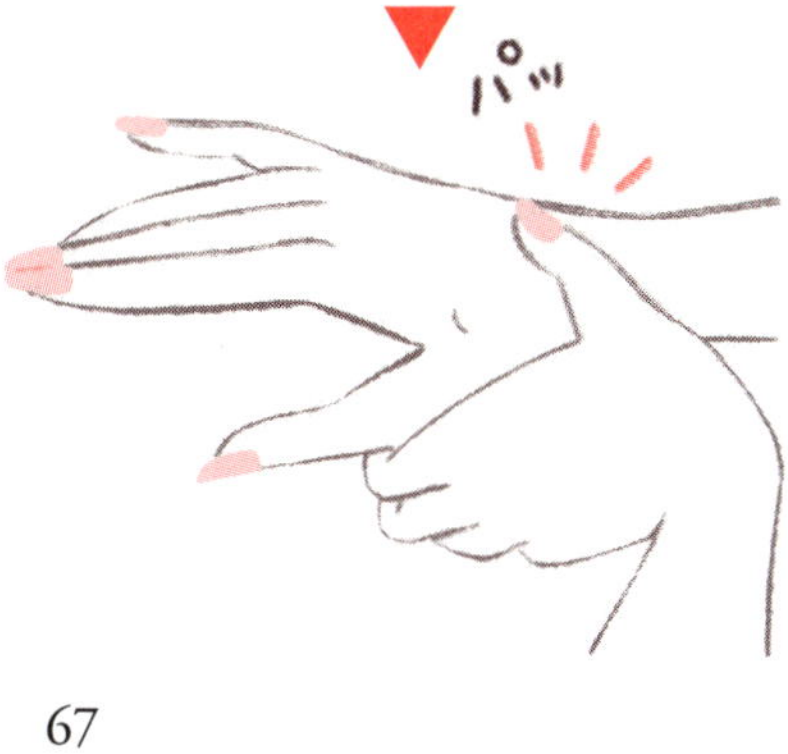

Point 3 10秒続ける

神経ポイントに刺激を与えすぎると、痛みを悪化させてしまう可能性があります。やりすぎは逆効果なので、痛みがある側のみに、朝と晩の1日2回、1回10秒を守ります。

皮膚に傷や変色があるときはお休み

血液をサラサラにする薬を飲んでいる人も要注意です

家事や仕事で、手指に軽い切り傷を負ったようなときは、傷が回復するまでマッサージをお休みにします。皮膚がヒリヒリするときも、症状が治まってから再開するようにしてください。

注意点としてもうひとつ、血液をサラサラにする「抗血小板薬」や「抗凝固薬」を服用している人は、神経ポイントを強く押しすぎると、皮下出血を起こすことがあります。

そういう人は、マッサージをしたあと、毎回、爪で刺激をしたところに赤みや傷ができていないかを確認するようにしましょう。

基本的には安全なマッサージですので、気軽に行なっていただいて大丈夫です。

10秒神経マッサージ

前向きに取り組み、小さな一歩を積み重ねていく

痛みに縛られてきた心身を解放しましょう

「10秒神経マッサージ」は、「これをやったら健康になれる」と、前向きに取り組むことも効果のポイントです。

「どうせ治らない」と考えて行なっていると、マッサージのやり方も雑になってしまいますし、長く続けることができません。

わずか10秒、されど10秒。小さな一歩を毎日積み重ねていくことが、とても大切です。

痛みが気になったときに、自分で簡単に痛みやしびれをコントロールできるところが、「10秒神経マッサージ」の最大の魅力です。今まで痛みに縛られてきた心身を解放するために、今日からぜひ実践してみてください。

10秒神経マッサージ

一時しのぎのマッサージではない

痛みの記憶を書き換えていきましょう

「10秒神経マッサージ」の効果は絶大ですが、何年も続いてきた慢性的な痛みが、魔法のように完全に消えるわけではありません。一定の時間が経てば、痛みやしびれは戻ってきます。そのため、毎日がんばってマッサージしても、根本的な治療にはつながらないのではないか？　と心配する声がよく聞かれます。

しかし、「痛くない」時間を積み重ねていくことが、とても大切なのです。

痛みを放置していると、痛いことが普通のこととして脊髄や神経に記憶されます。逆に、「10秒神経マッサージ」で痛みがやわらぐ経験を重ねていくと、やがて「痛くない」ことが普通になり、徐々に痛みの記憶が書き換えられます。

そこまでいけばしめたもの。痛みはどんどん軽減していくでしょう。

慢性痛の改善にもつながります

また、「痛い」という状態が続くと、体を緊張させる交感神経がずっと活性化した状態になります。

そうすると、血管が収縮して血液の流れが悪くなるとともに、筋肉や関節などの組織が硬く縮こまり、痛みがますます強くなります。

ところが、「10秒神経マッサージ」で痛みがやわらぐと、体の緊張がとけて血流がよくなり、筋肉や関節の動きも本来のしなやかさを取り戻します。

こうした一時的な改善の積み重ねが、手指の組織の回復を促し、痛みが起こりにくい状態をつくっていきます。

ですから、一時的であっても、痛みが軽くなることは、とても大事なことなのです。「10秒神経マッサージ」の効果は決して一時しのぎではなく、根本的な解決を目指すものです。

それが結果的に、あきらめていたしつこい慢性痛の改善にもつながるのです。

実践編①

5指の関節の両脇

痛みのある関節の両脇を刺激します

痛みやしびれの出ている指の関節に、直接行なう神経マッサージです。第一関節、第二関節の両脇に、神経ポイントがあります。

第一関節に痛みやしびれがある人は、第一関節の両脇を、それぞれ反対側の手の親指の爪を立てて、1センチの範囲で上下に10秒ずつこすります。同じことを、5指の第一関節の両脇すべてに行ないます。

第二関節に痛みやしびれがある人は、第二関節の両脇で同じことを行ないます。指全体に痛みやしびれがある場合は、第一関節と第二関節の両方をマッサージします。爪を立てて強めに10秒刺激するのがポイントです。

神経ポイント

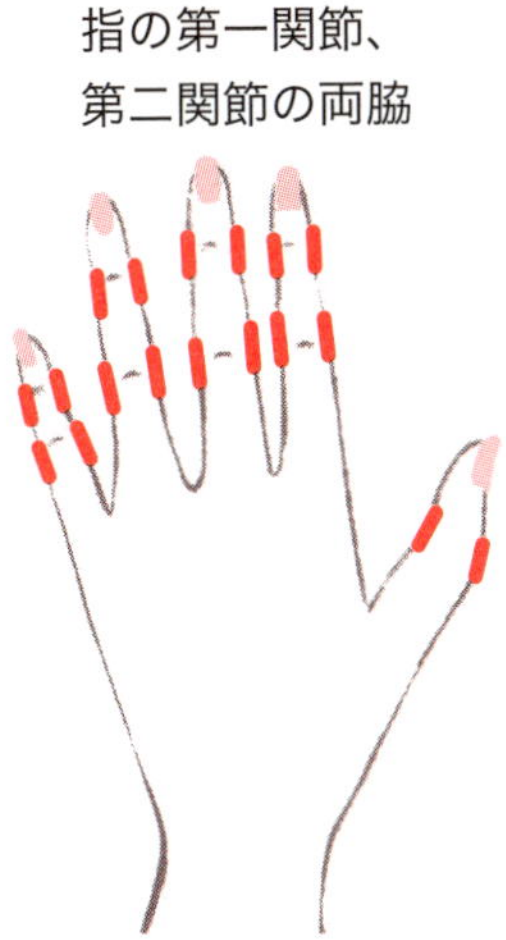

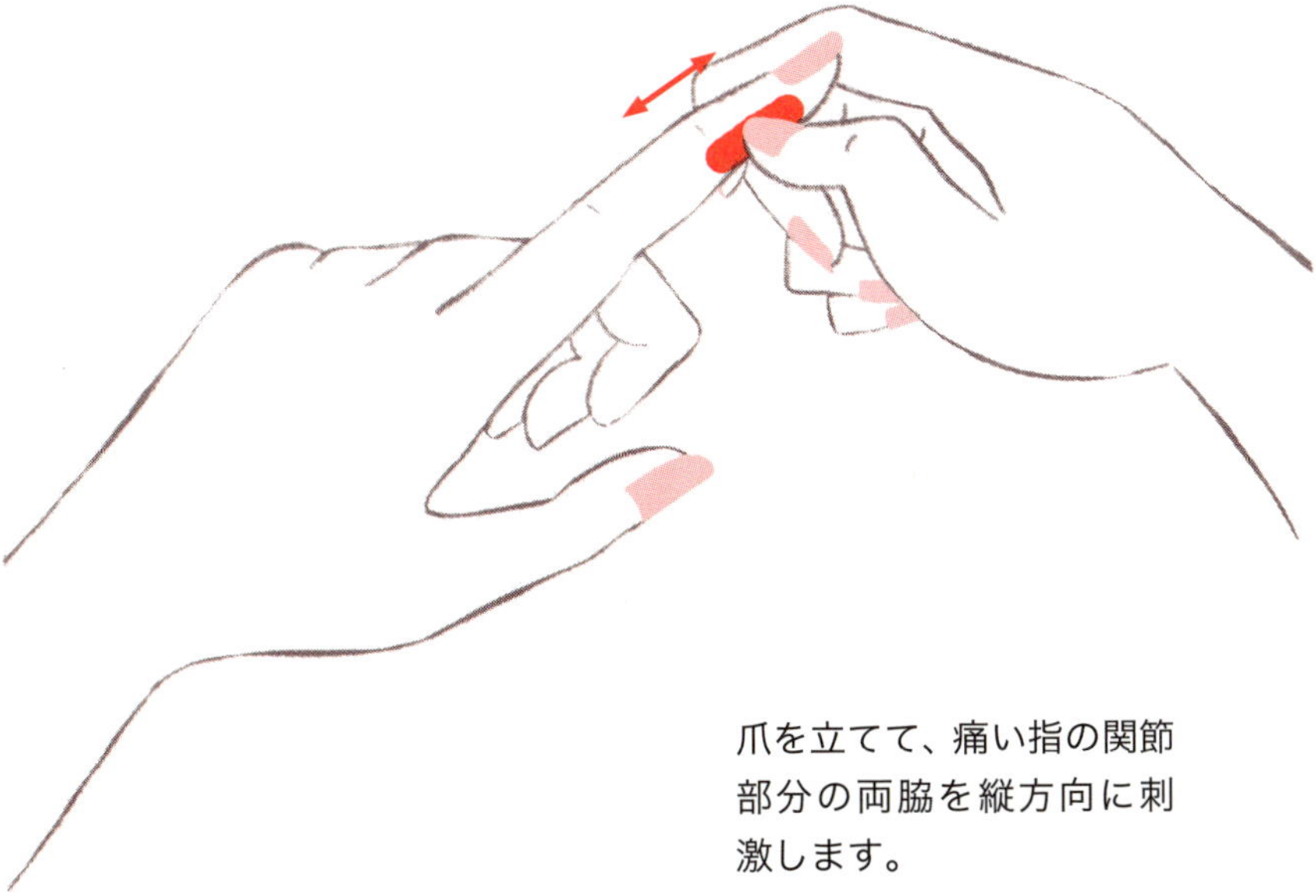

爪を立てて、痛い指の関節部分の両脇を縦方向に刺激します。

実践編②

人差し指の付け根

押したときにピリッとするところを刺激します

痛みやしびれの出ている手の、人差し指の付け根の神経マッサージです。合谷《ごうこく》のツボではありません。

人差し指の付け根の骨は、深いところで親指の付け根の骨とつながっています。このつながっている部分の人差し指側に、「橈骨神経浅枝《とうこつしんけいせんし》」という神経ポイントがあります。人差し指の付け根の骨のきわに、反対側の手の親指の爪を立てて強めに押してみます。ピリッと、痛気持ちいい感じのする場所があれば、そこが神経ポイントです。

神経ポイントが見つかったら、親指の爪を立ててグッと力を入れ、1センチの範囲で10秒、上下に刺激します。少し強めにしごくようにこすります。皮膚を傷つけないように気をつけましょう。

神経ポイント

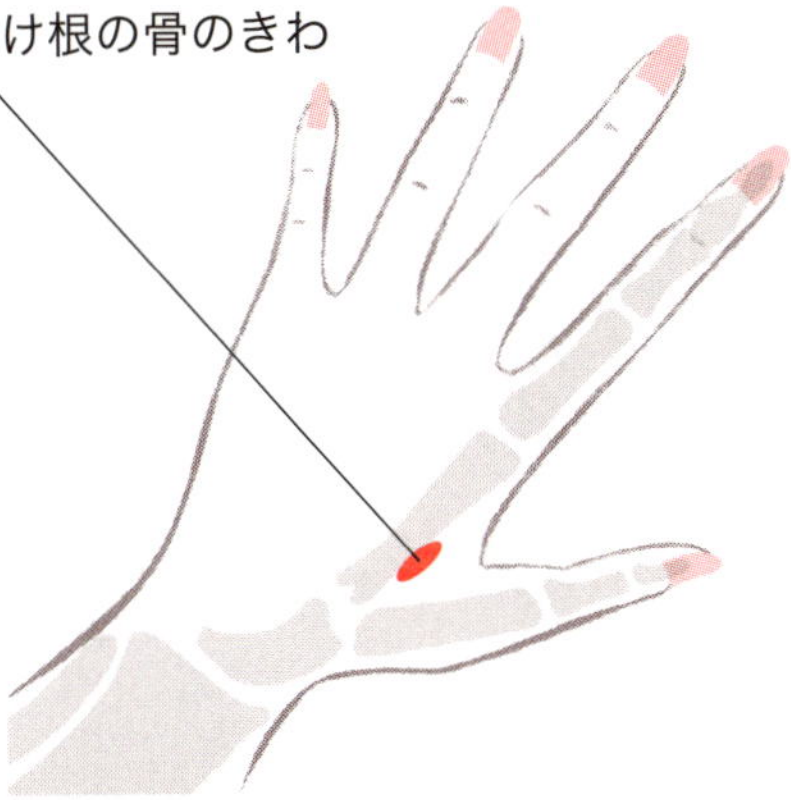

!

コリコリしていて、強めに
刺激するとピリッと
痛みが走る場所

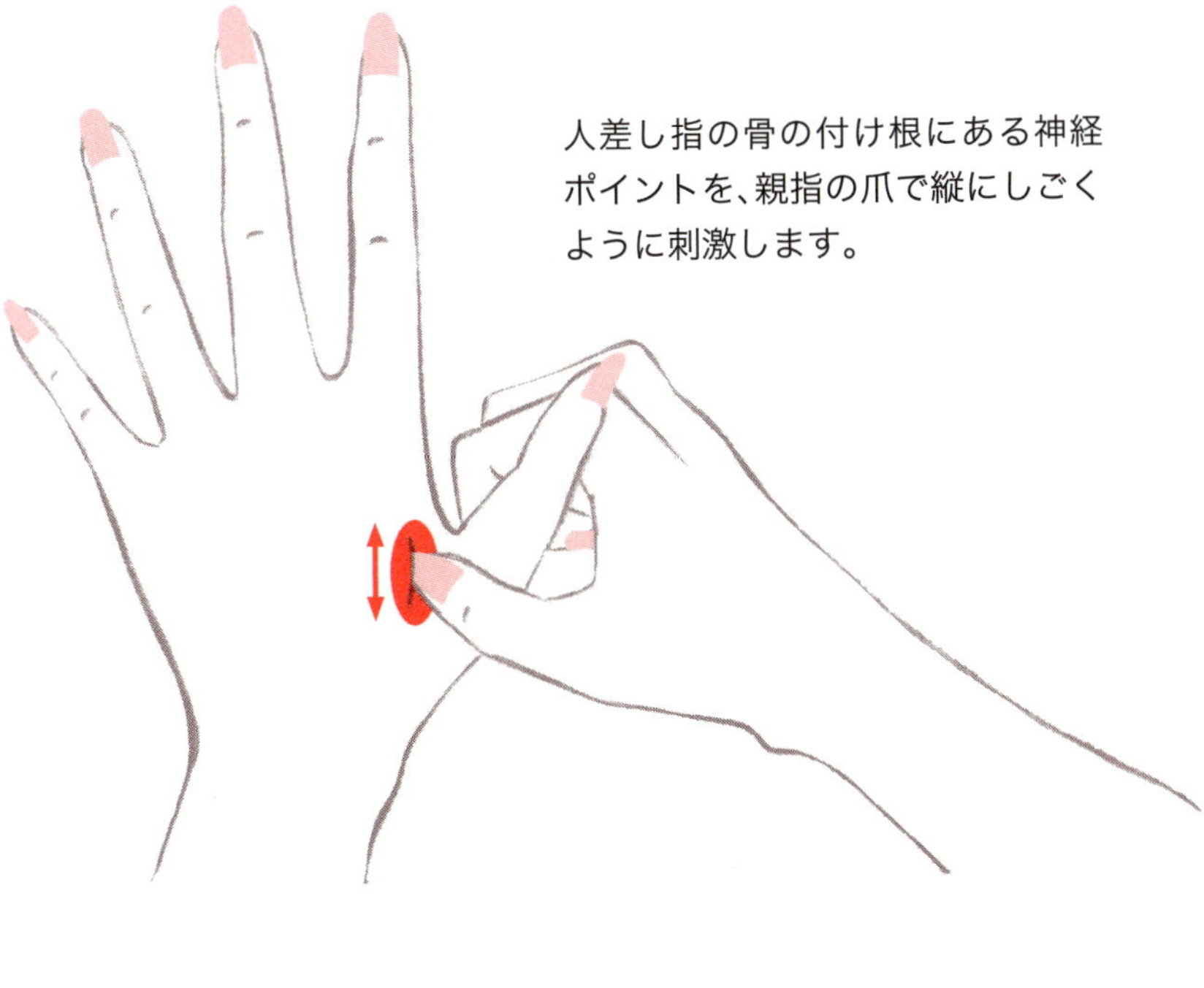

人差し指の骨の付け根にある神経ポイントを、親指の爪で縦にしごくように刺激します。

実践編③ 手首（親指側）

手首の親指側のグリグリしたところを刺激します

痛みやしびれの出ている側の手の、手首の親指側の神経マッサージです。手の甲を上にして指を伸ばし、手をそらせると、手首のところに横ジワができます。その横ジワから3センチほど手前の親指側の骨の上に、「橈骨《とうこつ》神経《しんけい》浅枝《せんし》」の神経ポイントがあります。

前項で紹介した神経ポイント（親指と人差し指の付け根が交わるところ）の延長線上にあります。反対側の親指で押してみて、グリグリした感触のところがあれば、そこが神経ポイントです。

この神経ポイントを、親指の爪を立てて、今度は3センチの範囲で上下に強めにしごきます。

神経ポイント

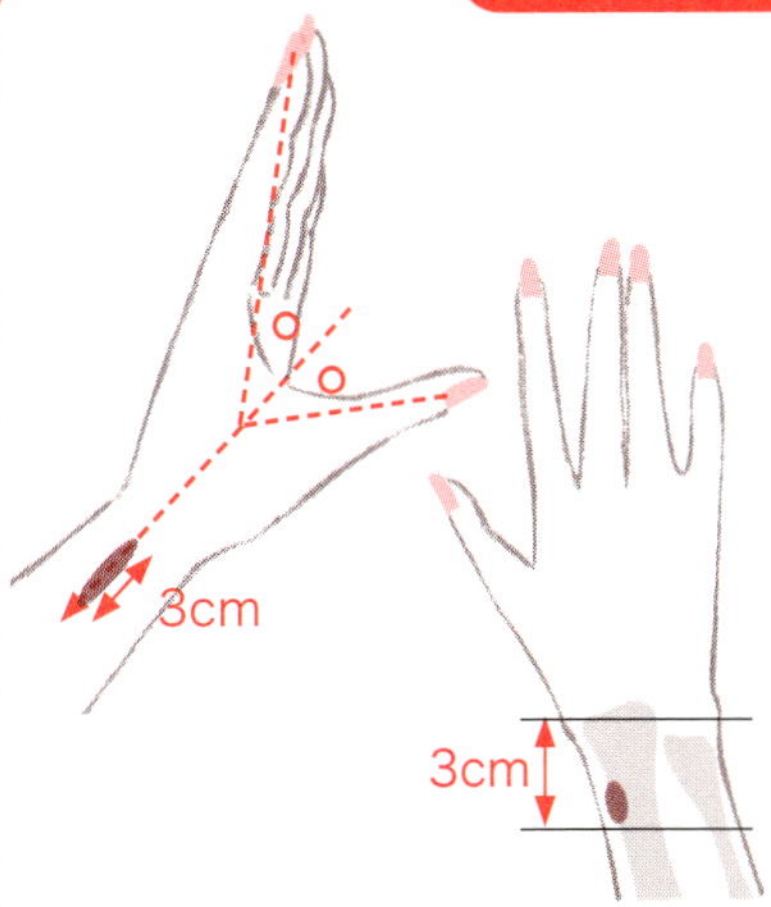

親指と人差し指の軸が交わる角度の中央を、まっすぐ手首のほうに伸ばす。手首のシワから約3cmのところ

刺激するとグリグリとした感覚がある

手首の親指側の骨（橈骨《とうこつ》）の上にある神経ポイントを、親指の爪で上からしごくように刺激します。

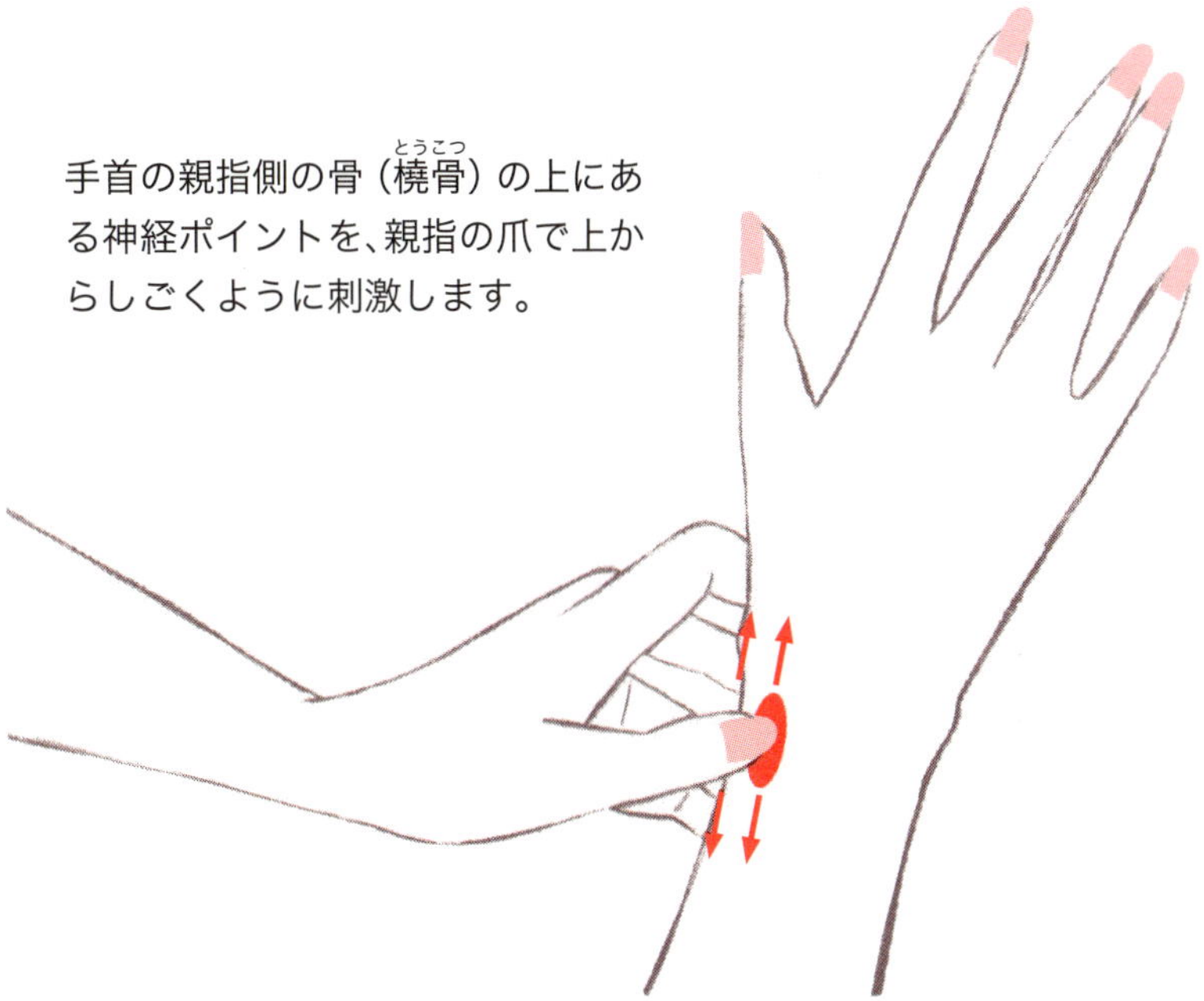

実践編④

手首（小指側）

小指や薬指が痛いときにオススメ

痛みやしびれが出ている側の手の、手首の小指側の神経マッサージです。

小指と、薬指（小指側）の動きや感覚を支配する「尺骨神経《しゃっこつしんけい》」を刺激するため、小指や薬指が痛いときによく効きます。

手のひらを上に向けて、手首の小指側の側面に、反対側の手の人差し指・中指・薬指の3本を垂直に当てます。そのまま、手首のシワから3センチくらいひじ寄りの方向へずらしていくと、骨がくびれたように少しへこんでいる箇所があります。ここが神経ポイントです。

この神経ポイントに3指の爪を立て、骨に沿うように上下5センチくらいをこするように刺激します。骨を感じながら、傷つけない程度に強めにこすります。

神経ポイント

腕の小指側の骨の脇で、手首とひじを結んだ線の、手首側から４分の１程度の、少し骨がくびれたところ

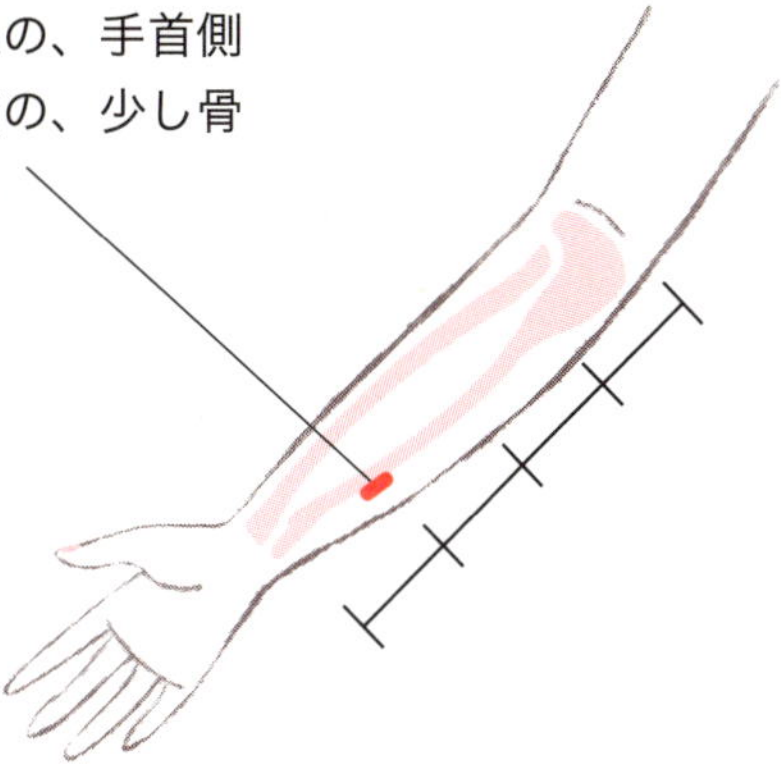

尺骨《しゃっこつ》が直下にあるので、爪でこすっていて骨に当たっている感覚があれば大丈夫

前腕の小指側の神経ポイントを、人差し指・中指・薬指の３本の爪を立てて刺激します。

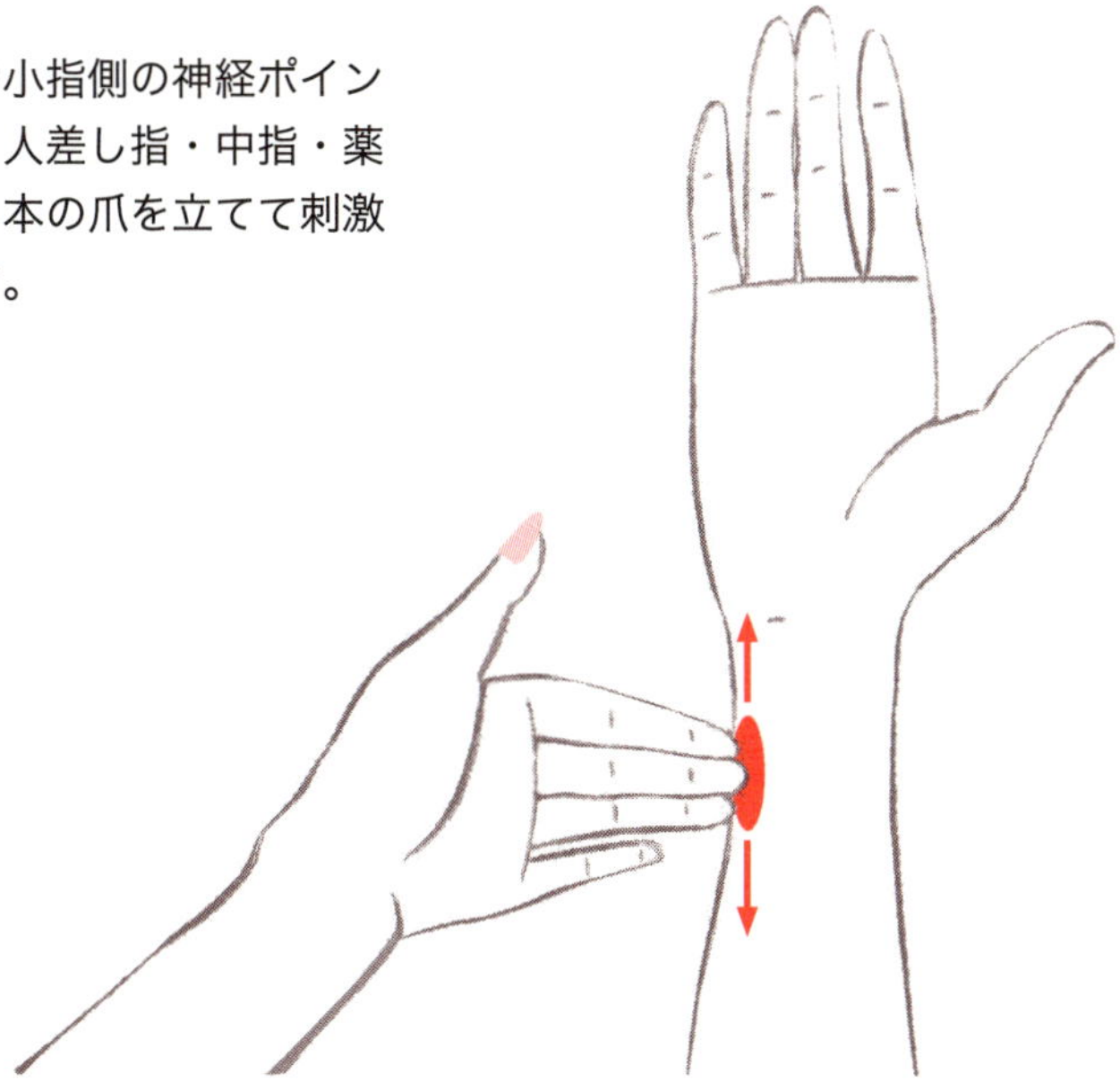

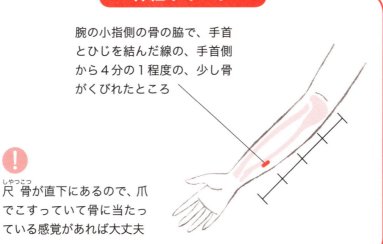

実践編⑤

ひじ

こわばった指先の痛みによく効きます

この神経マッサージは、親指・人差し指・中指と、薬指の中指側の動きや感覚を支配する「正中神経《せいちゅうしんけい》」を刺激します。

こわばって動かしにくい指の痛みによく効き、特に指先の症状に効果的です。手首の痛みも軽くなります。

手のひらを上に向け、腕のはらの真ん中か少しひじ寄りのところに、反対側の手の人差し指の爪を立て、ビンビンした刺激が手首や指先に響く場所を探します。そこが神経ポイントです。

その神経ポイントを、人差し指の爪で、横に3センチくらいの範囲を、やさしくいつくしむ感覚でマッサージします。

神経ポイント

前腕の手のひら側で、手首とひじを結んだ線の、ひじ側から３分の１程度の中央部

正中神経《せいちゅうしんけい》

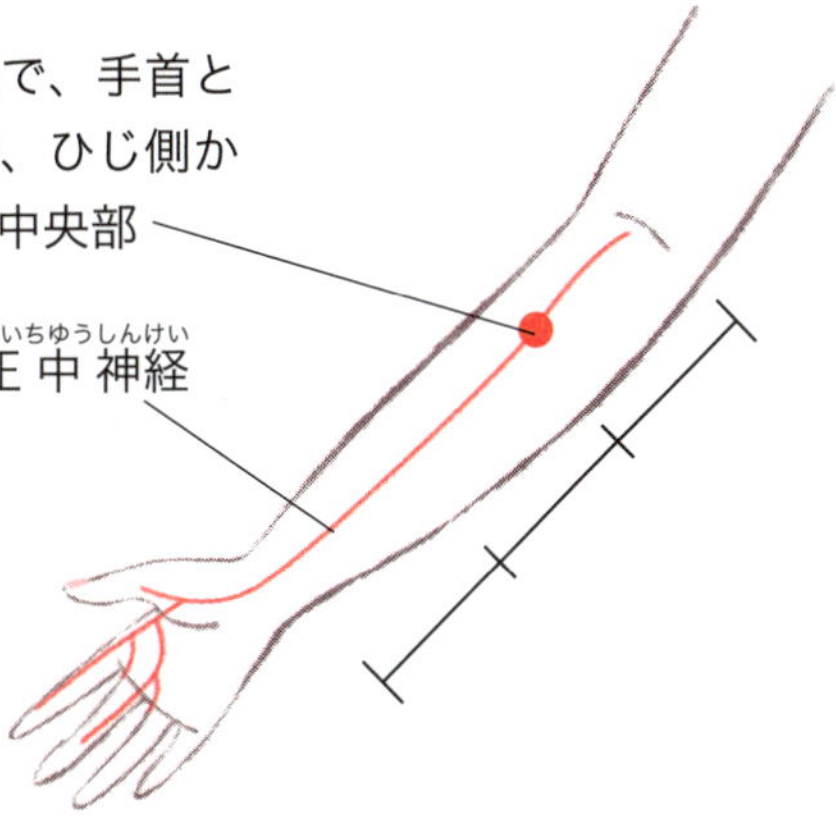

！

ビンビンとした軽い刺激が手首や指先に響くのが感じられたら大丈夫

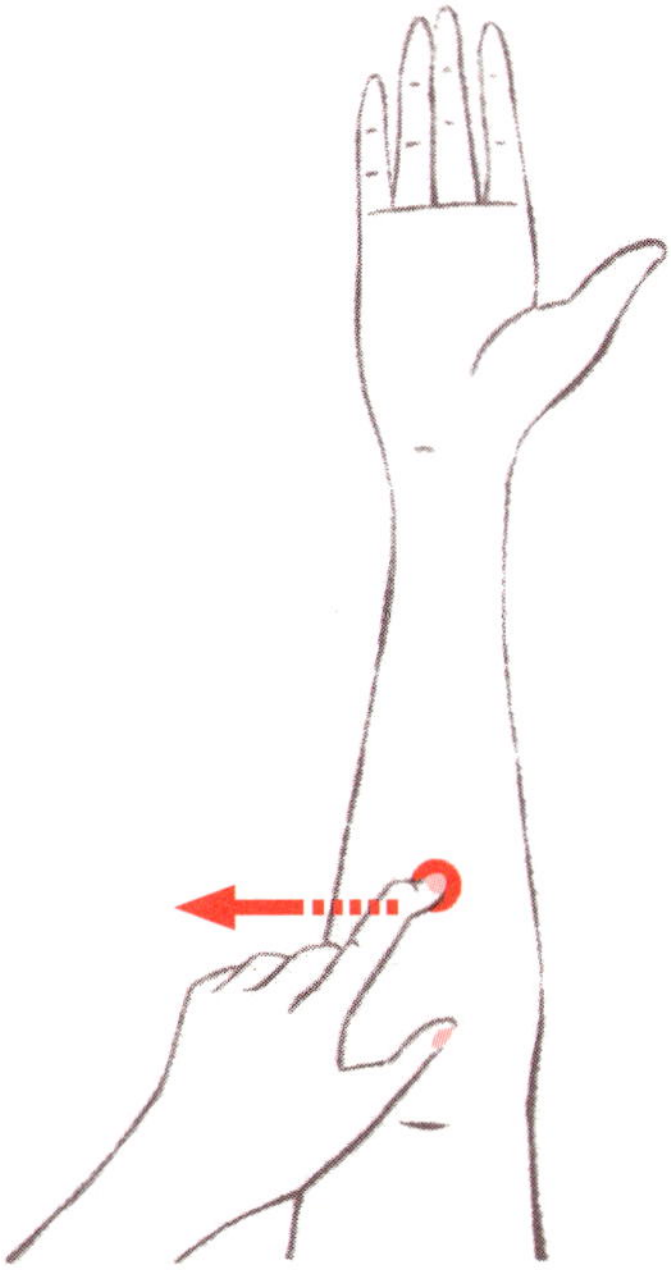

人差し指の爪を使って、横向きに切るように、軽くやさしく刺激します。

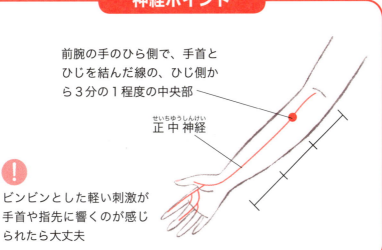

エクササイズ

エクササイズは全身の血流アップに最適

根元からしっかり血流を促します

「10秒神経マッサージ」と併せて、肩こりや首こりのつらい症状を改善するエクササイズを行なうと、手指にもさらにいい効果が出ます。

血液ポンプの役割を担う心臓から出ている血管は、首から鎖骨の下や肩を経由して指先へ伸びていますから、指先に充分な血液を届けるためには、首、肩、腕、指先までの一連の経路をエクササイズで動かし、根元からしっかり血流を促すことが大切です。

たとえば、あとで紹介する「肩スットン体操」を行なうと、血流のスピードが平均1・5倍もアップすることが、最新式エコーを使った当院の検証でも確認できています。

自分で筋肉を動かす効用

さらに、人にマッサージをしてもらうより、自分でエクササイズを行なうほうが、血流が何倍もよくなることもわかっています。

体の表面をもんでもらったり、さすってもらったりする一般的なマッサージは、主に「静脈」へ働きかけます。これに対して、自分で筋肉を動かすエクササイズは「動脈」にアプローチできることから、血流を促す効果がはるかに高いのです。

手指の痛みやしびれを解消するには、血流アップ効果の高いエクササイズが最適です。適度に体を動かすことは、自律神経のバランスの回復にも役立ちますから、手指の筋肉をほぐすうえでも有効です。

さらに、エクササイズで血流がアップすると、全身の細胞の新陳代謝が活発になります。その結果、体が根底から活性化されるとともに、脳や心にもいい影響を及ぼします（次項参照）。

簡単なエクササイズは心も元気にする

運動不足の人には特にオススメ

適度な運動は、体だけでなく、心も元気にしてくれます。

痛みの出方や感じ方は、心理的な影響が大きいことは第1章でお話ししました。エクササイズは、この解決にも大きく貢献します。

本書で紹介するのは、簡単なエクササイズばかりですが、実はハードなトレーニングより、軽い運動程度のもののほうが気分が上がり、ストレス改善に効果的であるという研究データもあります。

会費を払ってジムへ通うより、家や職場で座ったままでもできるエクササイズを行なうほうが、脳のリフレッシュに適している場合もあります。特に普段あまり体を動かしていない人は、脳に新しい刺激を与えることができます。

エクササイズ

取り組むときのポイント

気が向いたときに1分間

体を動かすときは、血液を手指の先まで行き渡らせることをイメージしながら、大きくゆっくり筋肉を動かします。呼吸の仕方も大切です。筋肉を縮めるときは鼻からゆっくり吸い、筋肉を伸ばすときは口から静かに長く吐きます。

どのエクササイズも1回1分程度で充分です。短時間でできるので、家事や仕事の合間でも行なえます。エクササイズ後は、コップ1杯程度の水分を補給すると、血流アップにさらに効果的。疲れているときや気分が乗らないときは無理をしないこと。「10秒神経マッサージ」と同じで、続けることが大切です。週2〜3回で構わないので、気に入ったエクササイズを、気が向いたときに1分、という気軽な気持ちで取り組むのがコツです。

実践編①

肩スットン体操

首から指先にかけての血流が一気にアップ

首や肩のこりは、手指に伸びている血管を圧迫し、手指の痛みやしびれを引き起こす誘因になります。「肩スットン体操」で血流を高めましょう。

イスに深く腰掛けて目を閉じ、膝の上で手を握ります。そして、鼻から息を吸いながら、両肩をグーッと上げていきます。このとき、肩だけを上げ、腕はそれに吊られているイメージです。

肩をもち上げきったところで、一気に体の力を抜き、口からフーッと息を吐きながら、肩をスットンと落とします。

息を吐ききったあと手を開くと、指先がピリピリするのが感じられるはずです。血流がアップした証拠です。

1

イスに深く腰掛ける。
手は太ももに置く。

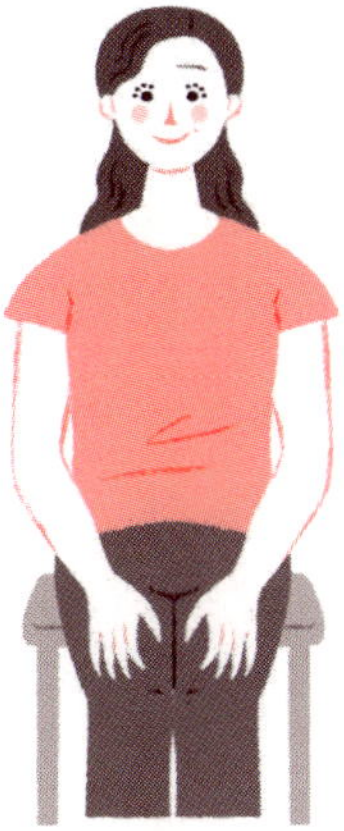

2

目を閉じて、手を握ってから肩をグーッと上げる。このとき、鼻から息を吸う。

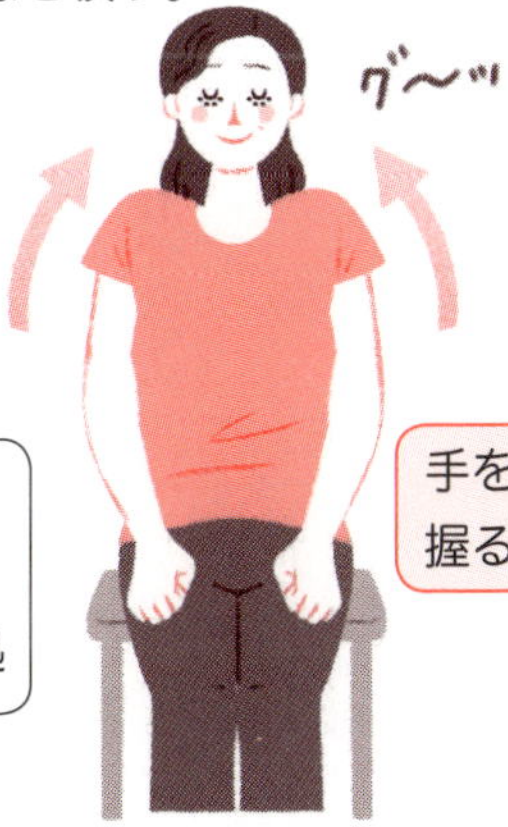

3

目を閉じたまま口から息を吐き、
肩をスットンと下ろす。手は開いて。

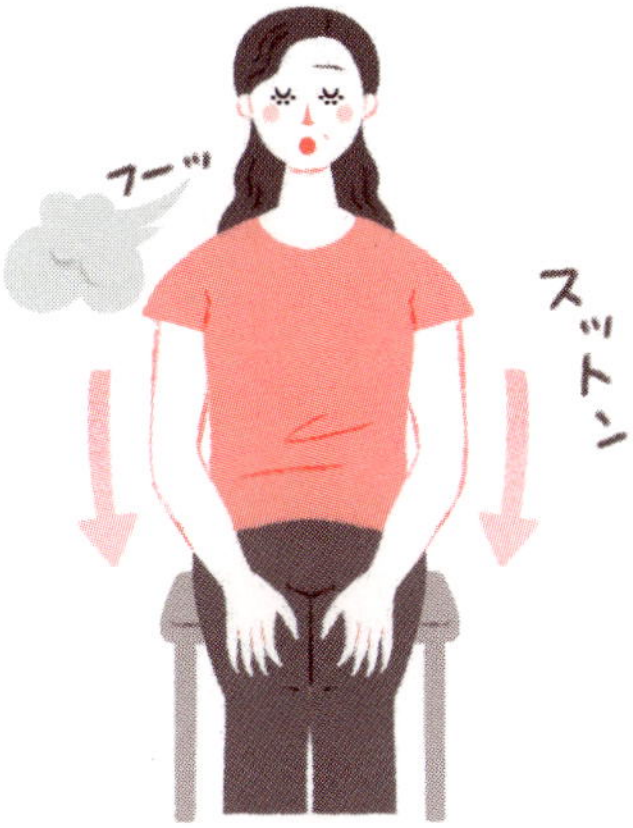

4

元の姿勢に戻り、目を開けて
終了。これを3回繰り返す。

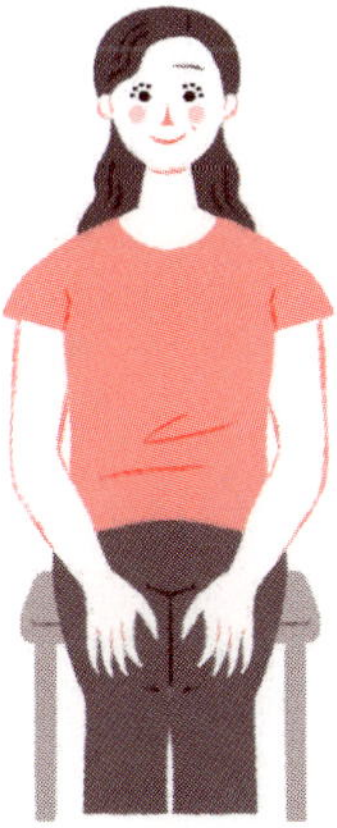

指先がピリピリ
していたら
血流アップの証拠

エクササイズ

実践編②

両手ニギニギ

血流促進&神経ポイント刺激のW《ダブル》効果

「両手ニギニギ」は、指先の血液の流れをよくすると同時に、神経ポイントを通じて脳へ刺激を送り、脳が痛みを感じにくくする効果が期待できます。

両手を胸の前で軽く握ります。この握り方がポイントです。

両手の指の横腹と横腹を重ね合わせ、すべての指の先が指の股に当たっているのを確認します。そのあと、親指を揃えるようにして、ふんわり握ります。

その状態でニギニギと、もむように動かします。

両手の指の横腹と、指先のあたっている指の股に、適度な圧がかかっているのを気持ちよく感じながら、ニギニギを10回繰り返します。

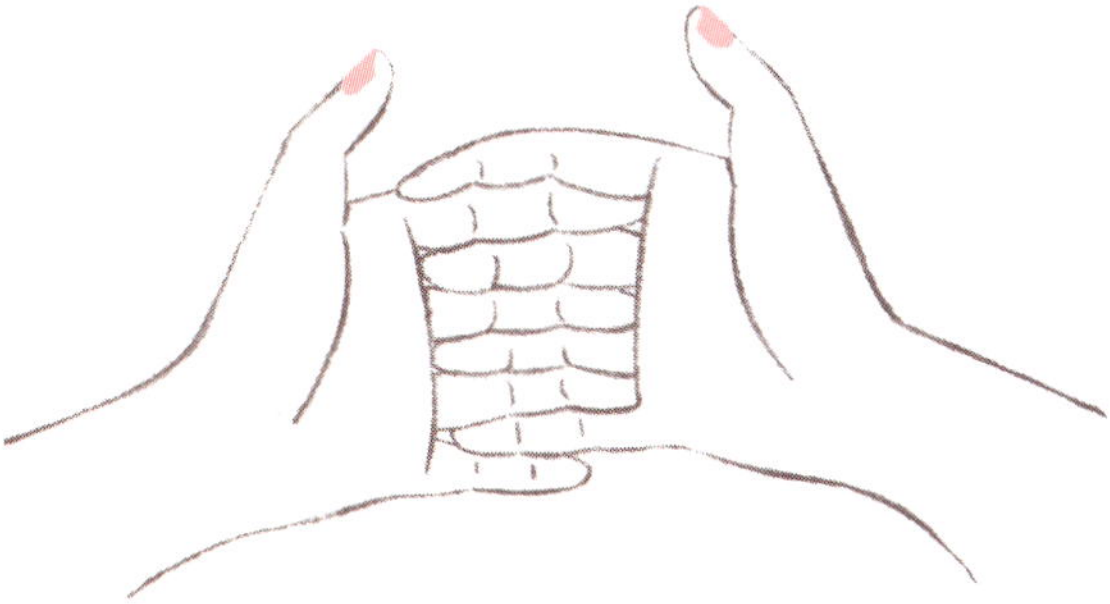

1

指の横腹と横腹を
重ね合わせる。

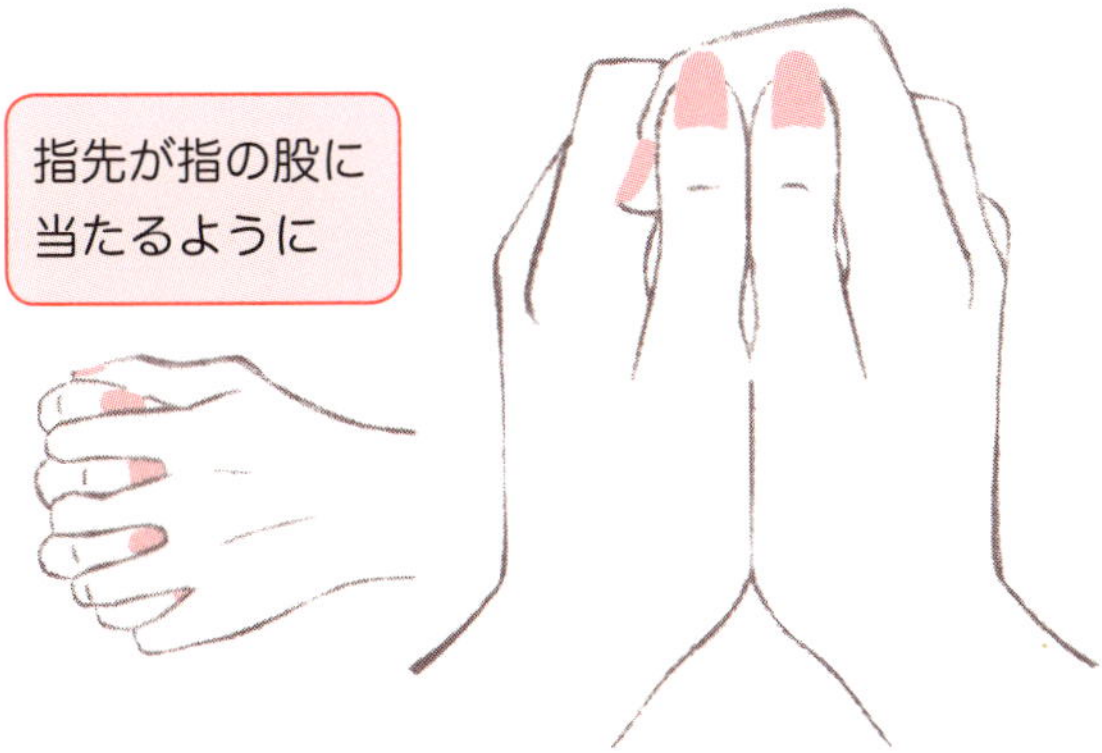

2

親指をそろえる。

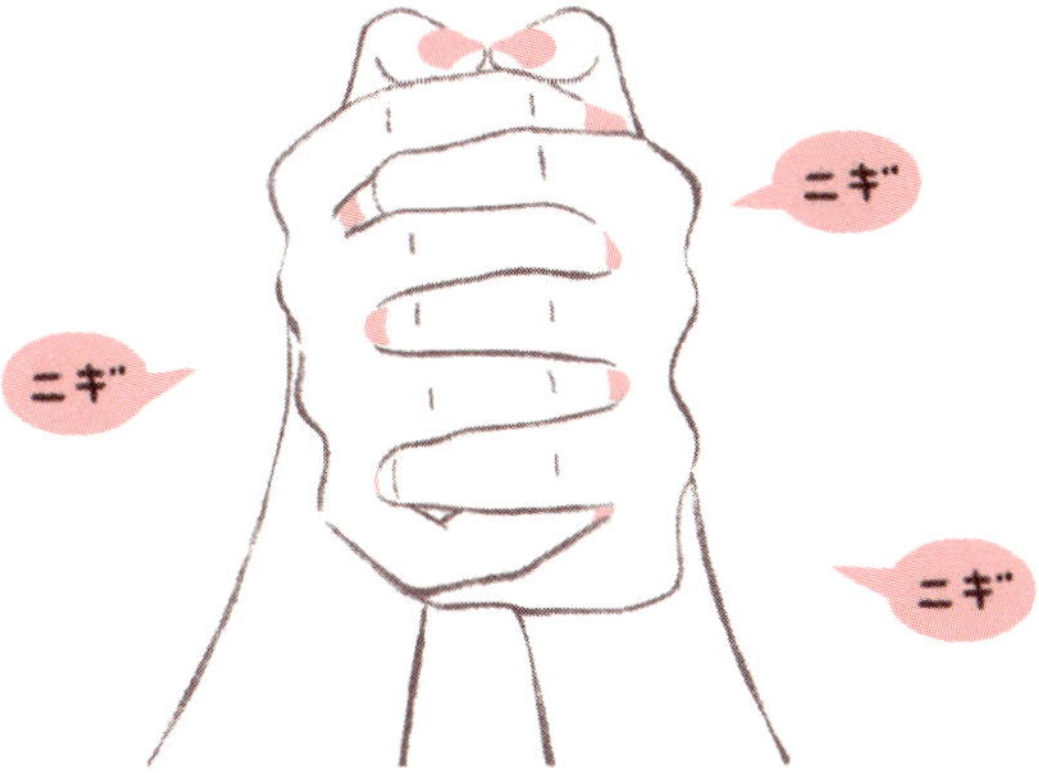

3

ニギニギニギともむ
ように軽く力を入れ
る。これを 10 回繰り
返す。

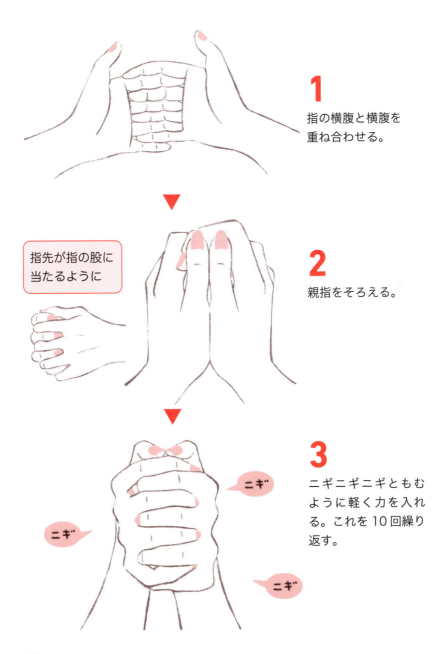

実践編③

親指体操

親指の立体的な動きで血流を促します

親指を動かすことで、手と腕の血液の流れをよくするエクササイズです。親指は、ほかの4本の指とは異なり、とても立体的な動き方をします。

この親指の特徴的な動き方を活かして「親指体操」を考案しました。大切な親指を守るためにも、この体操で手指の血流を良好に保ちましょう。

まず、手のひらを上に向けて、親指以外はピッタリ揃えます。親指だけ横に開き、そのあと親指を手のひらの側面につけるように閉じます。

再び親指を開いて、今度は親指の先を小指の付け根につけます。また親指を開いて、そこでぐるりと回し、再び閉じて終わりです。

これを左右3回ずつ行ないます。

手のひらを
上向きに！

1

手のひらを上に向け、
親指を開く。

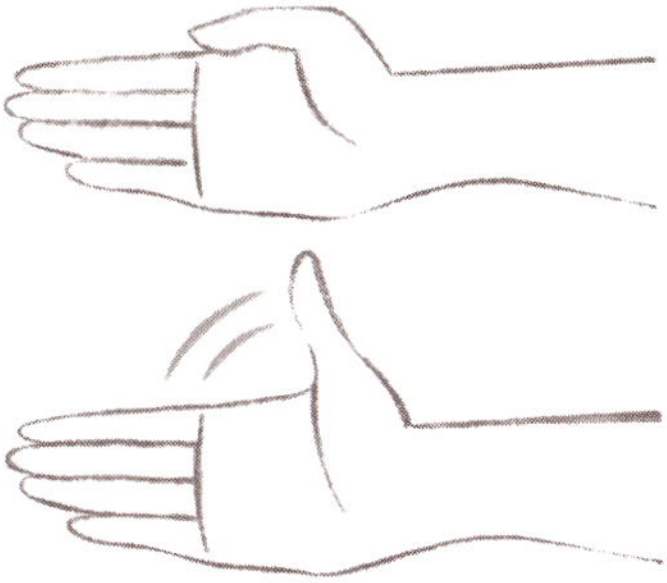

2

閉じて、開いて、小指の付け根に。

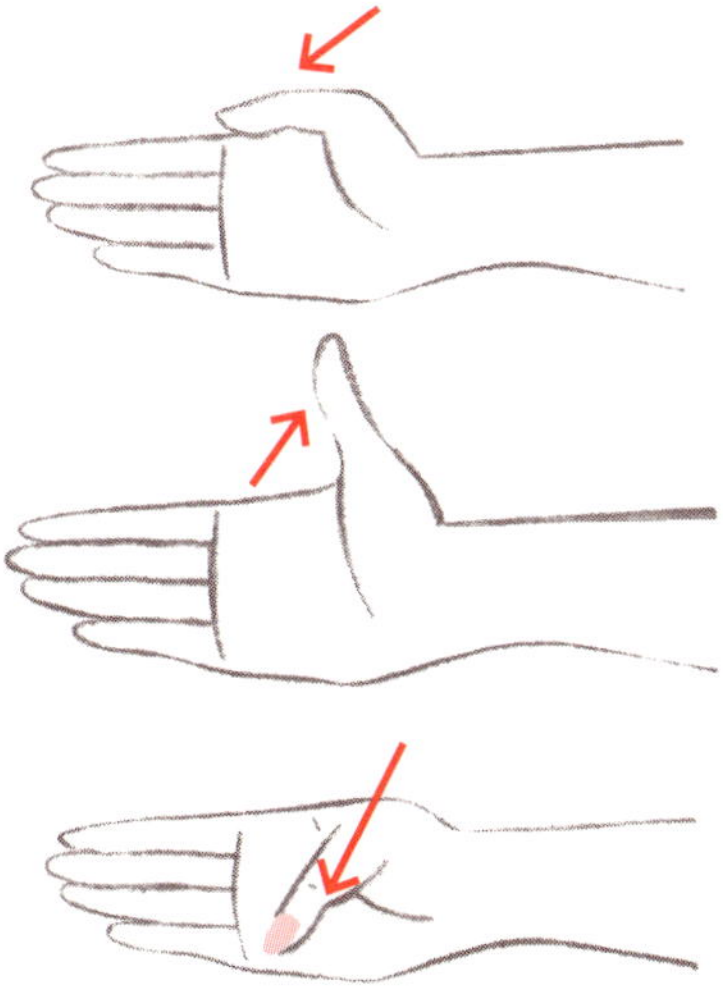

3

開いて、ぐるりと回して、閉じる。
これを左右3回ずつ。

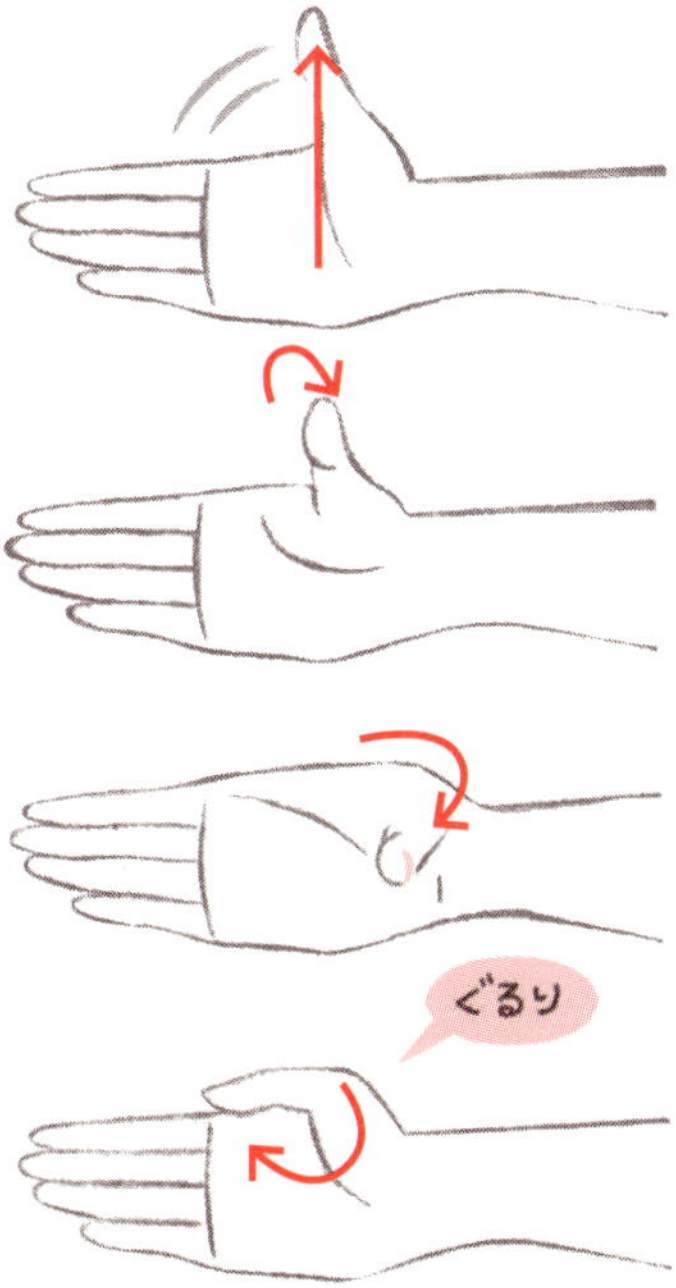

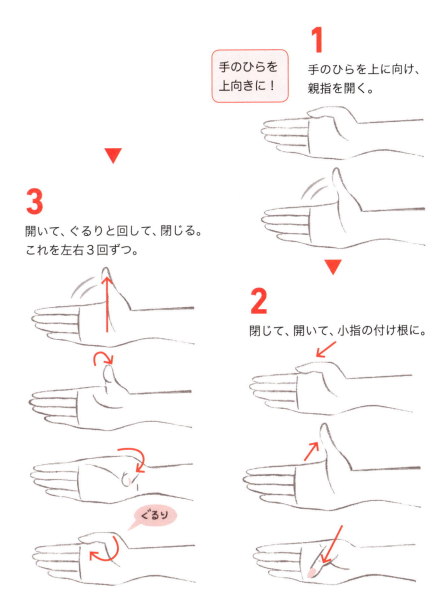

エクササイズ

実践編④

僧帽筋のストレッチ

脳をリラックスさせて血流を促します

「僧帽筋《そうぼうきん》のストレッチ」は、脳をリラックスさせる効果があります。脳がリラックスすると、副交感神経が活性化され、血管が拡張して手指の先まで血液が充分に流れるようになります。

ストレスやプレッシャーで、心も体もがんじがらめになっているようなときに、ぜひオススメのエクササイズです。首や肩のこりもスッキリします。

背筋を伸ばした姿勢でひじを曲げ、肩と水平の高さまで上げます。そのあと、顔と骨盤は正面に向けたまま、左右交互にひじを後ろに引き、腰と肩をひねります。腕は水平に保った状態で、リズミカルにひねるのがコツ。

左右合わせて30回行ないます。

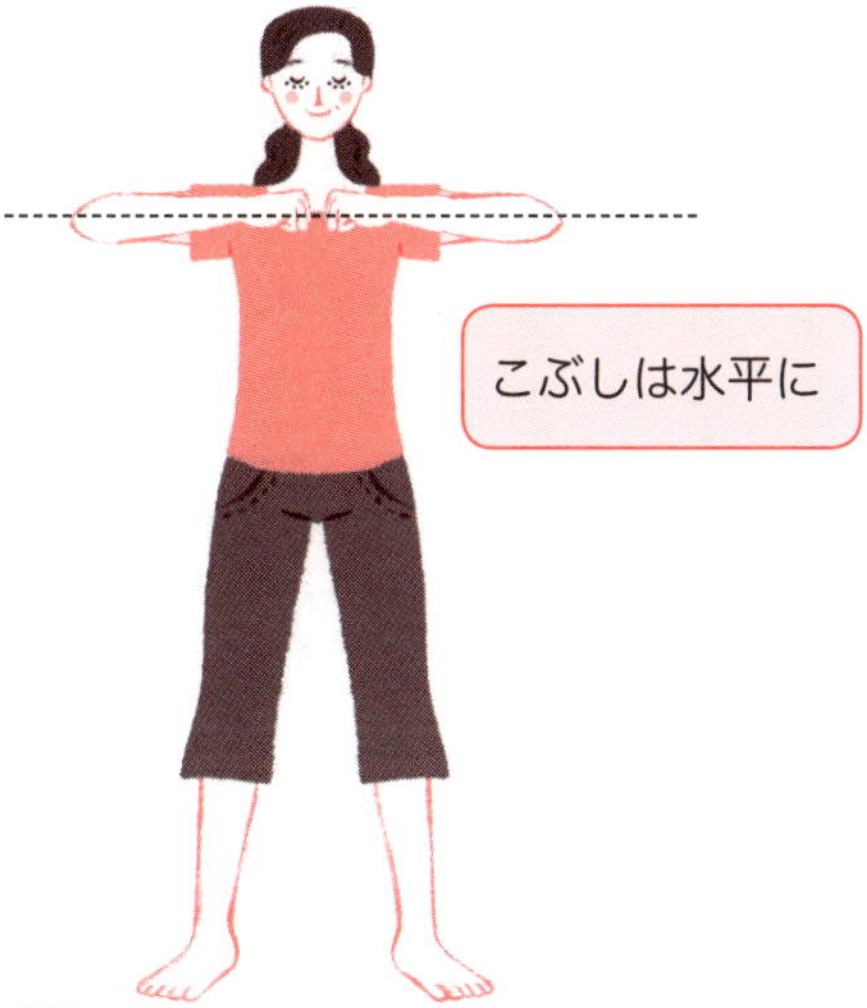

1

足を肩幅に開いて立ち、肩の力を抜いて正面を向く。手を軽く握り、ひじを曲げて肩と水平になるように構える。

2

顔と骨盤は正面に固定したまま、ひじを後ろに引いて腰と肩をひねる。呼吸を止めずに30回程度行う。

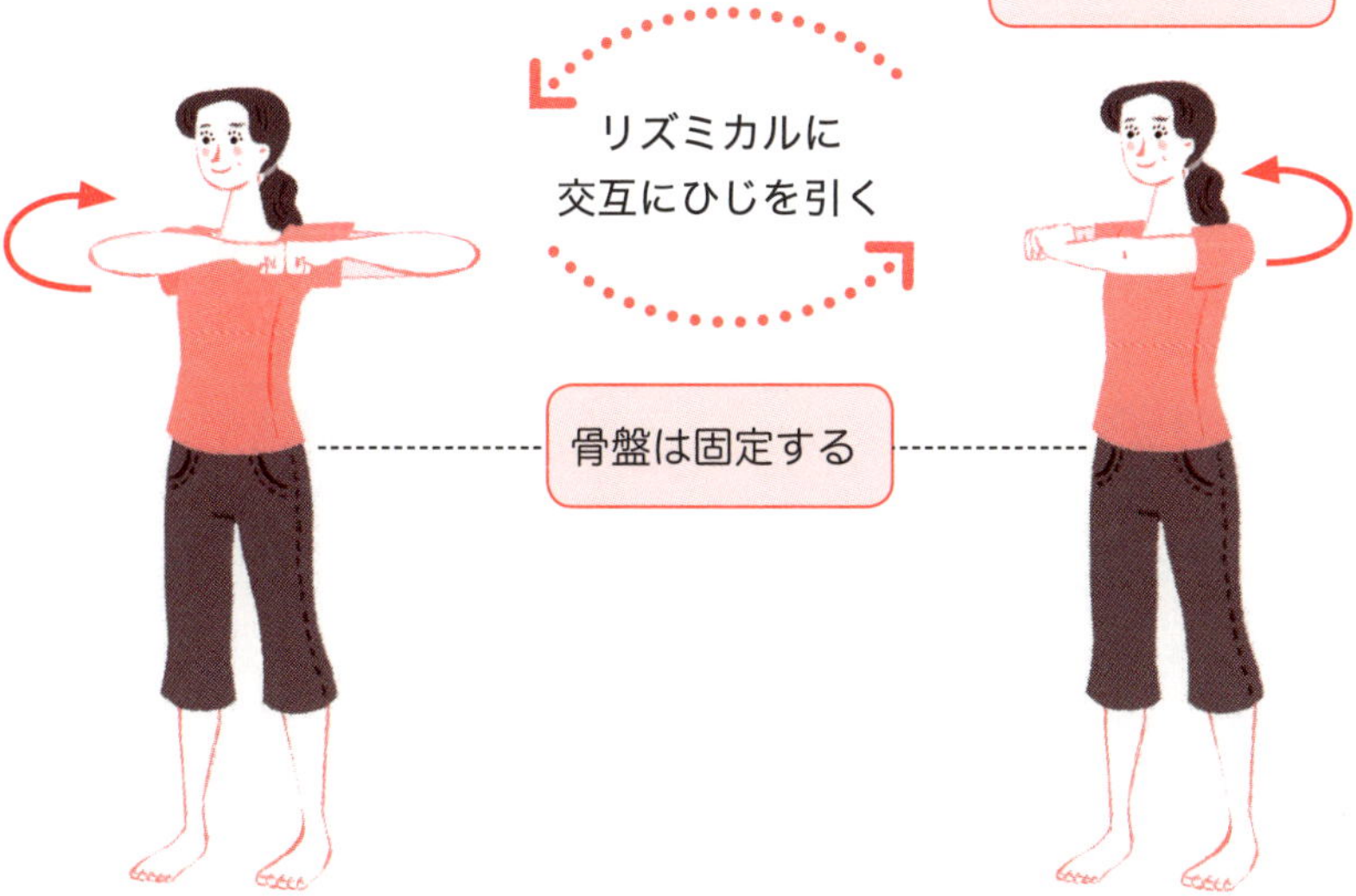
視点を固定して首を動かさない

実践編⑤ 阿波踊り体操

独特の手の動きが多方面から血流を促します

私の出身地である徳島県の名物「阿波踊り」の手の動きは、実は手指の血流改善に最適です。

腕を高く上げてひねることで、肩から指先までの筋肉のこりがほぐれますし、ひじや脇の下の血流ポイント、あるいは肩甲骨の深部の筋肉まで刺激され、多方面から血液の流れが促されます。

お腹に力を入れて、「ヤットサー！」（阿波踊りのかけ声）と声を上げれば、腹式呼吸の効果も得られます。

ポイントは、ひじを90度の角度に曲げることと、腕をしっかりひねりながら伸ばすこと。1回1分を目安に行なうとよいでしょう。

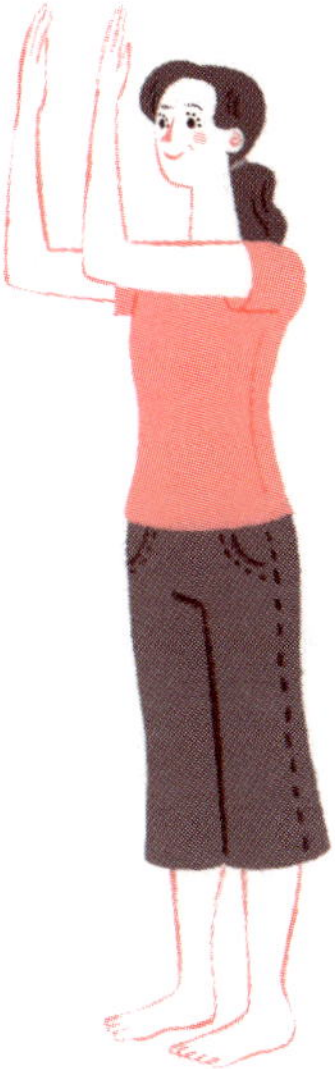

1

腕を前に出し、ひじを曲げて手のひらを顔に向ける。ひじの角度は90度に保つ。

ひじを落としたり、
胸を広げたりしない

2

手のひらを外側に向けるようにして腕をひねり、斜め45度、上に伸ばす。

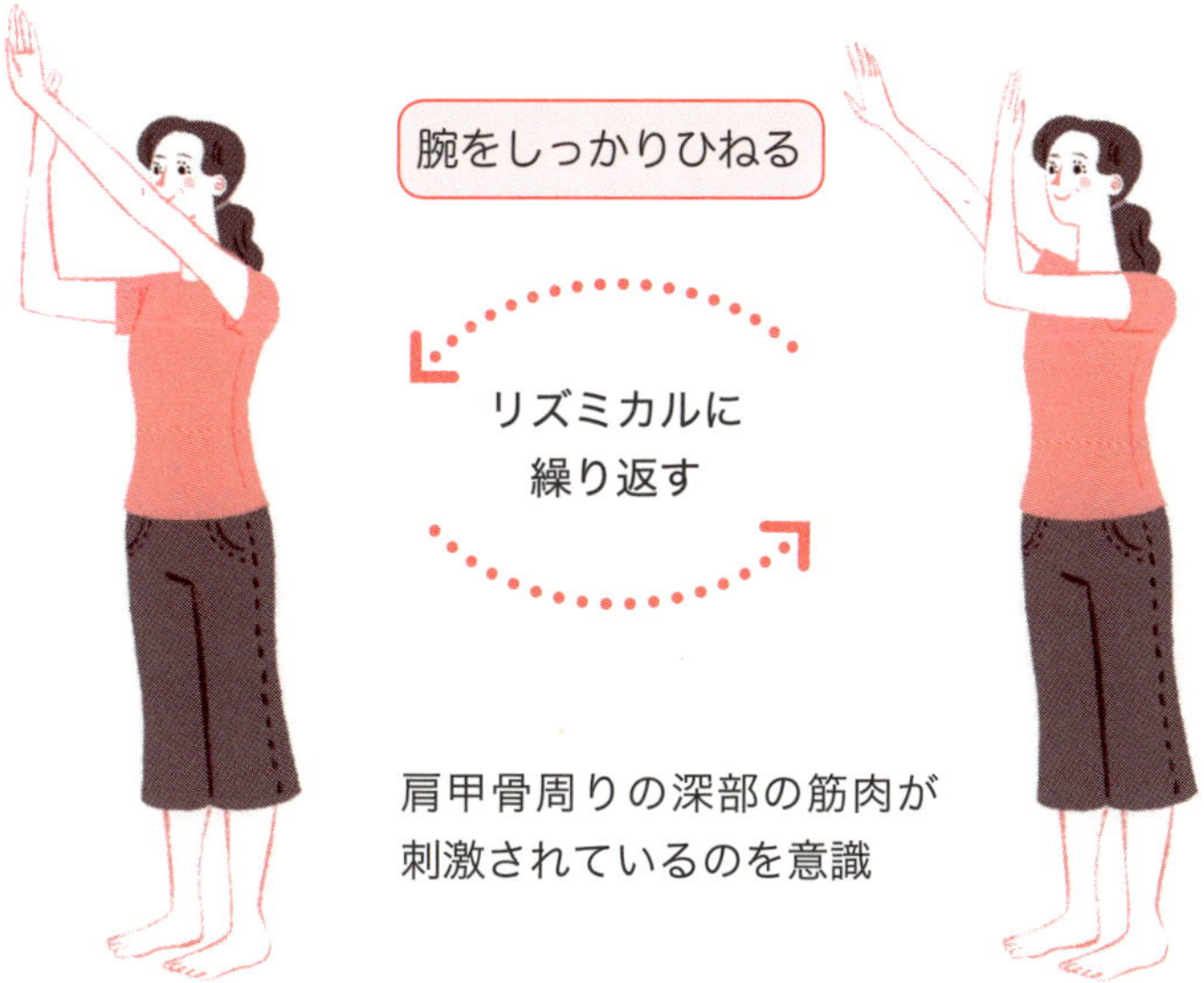
腕をしっかりひねる
リズミカルに
繰り返す
肩甲骨周りの深部の筋肉が
刺激されているのを意識

10秒アフターケア①

腕のしびれを軽くする

脊髄に痛みの記憶が刻まれないように

日常的に手指を酷使していると、手指の痛みが起こりやすくなります。

そこで、「今日は手指をずいぶん使ったなぁ」と感じたら、その都度ケアするようにしましょう。手指の痛みやしびれ、変形の予防にもつながります。

手仕事などで指や腕に疲れやしびれを感じたら、ひじから手首の親指側に向かって、反対側の指と手のひらでやさしく10回程度さすり下ろします。

腕の皮膚をさすると、手や指に向かっている神経を刺激すると同時に、手のひらの温もりも加わって、体の緊張がゆるみます。脊髄に痛みの記憶が刻まれないように、痛みの信号伝達を抑える効果が期待できます。

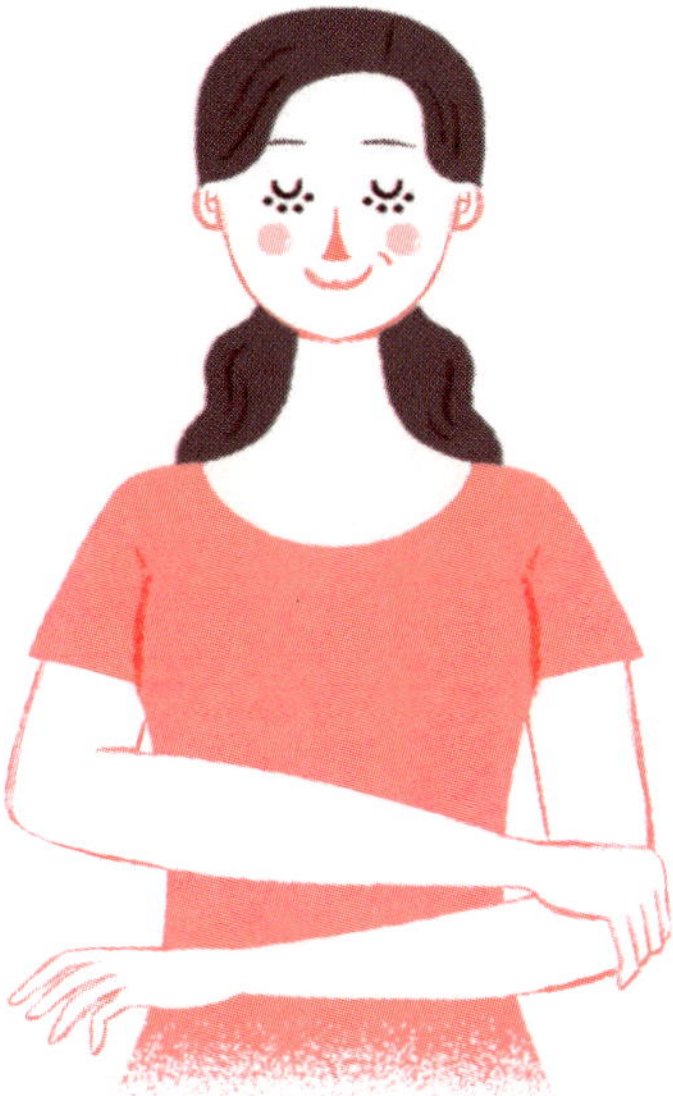

1

ひじを反対の手でやさしく包み込む。

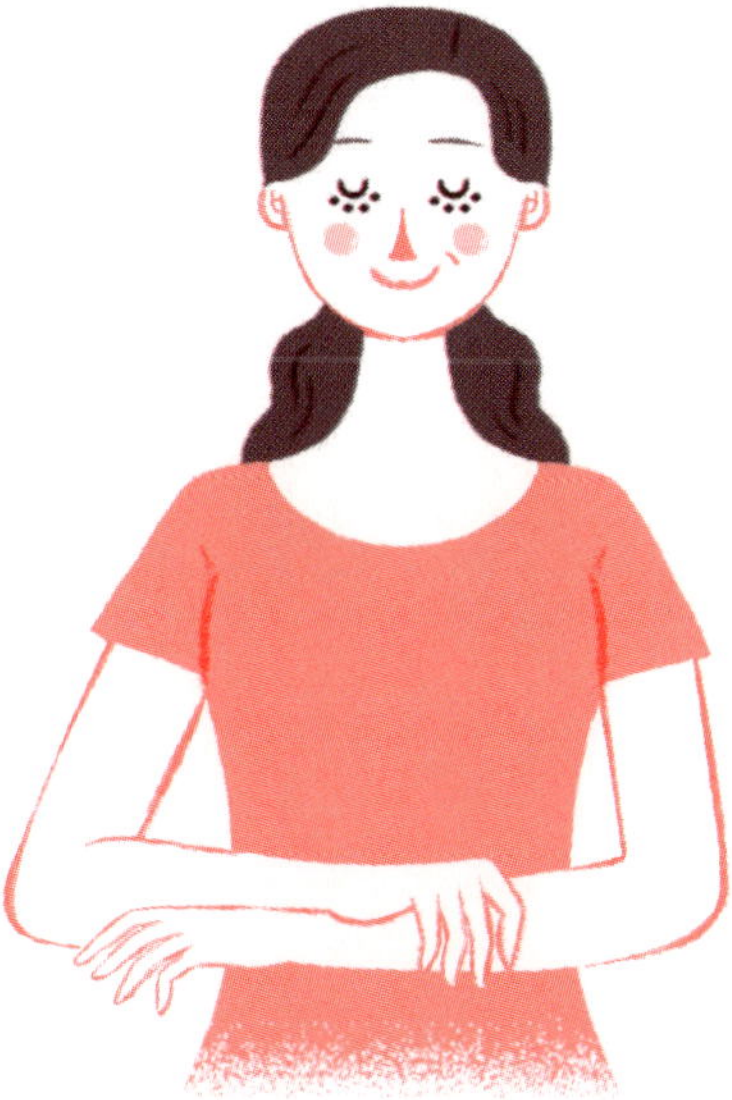

2

手首（親指側）に向かって、指と手のひらでやさしくさすり下ろす。

指のこわばりをほぐす

緊張と弛緩で血流を促します

肩甲骨から肩、腕、指先までの血流を促す10秒ケアです。

両ひじを外側に開いて、肩の高さまで上げます。胸の前で手を軽く握ったら、今度はひじと肩を水平に後ろへ引きます。このとき、鼻から息を吸い、肩甲骨を背中の中心にグッと寄せる感じで、ひじと肩を引くのがポイント。その姿勢を5秒保ちます。

次に、手のひらをパッと開いて、息を吐きながら、勢いよく前に突き出します。手のひらに力を入れて、10本の指先が全部後ろへ反るくらいピンと伸ばし、5秒間、その姿勢を保ちます。

あとは一気に体の力を抜いて、手をダラ～ンとおろし、リラックスします。これを3回繰り返します。

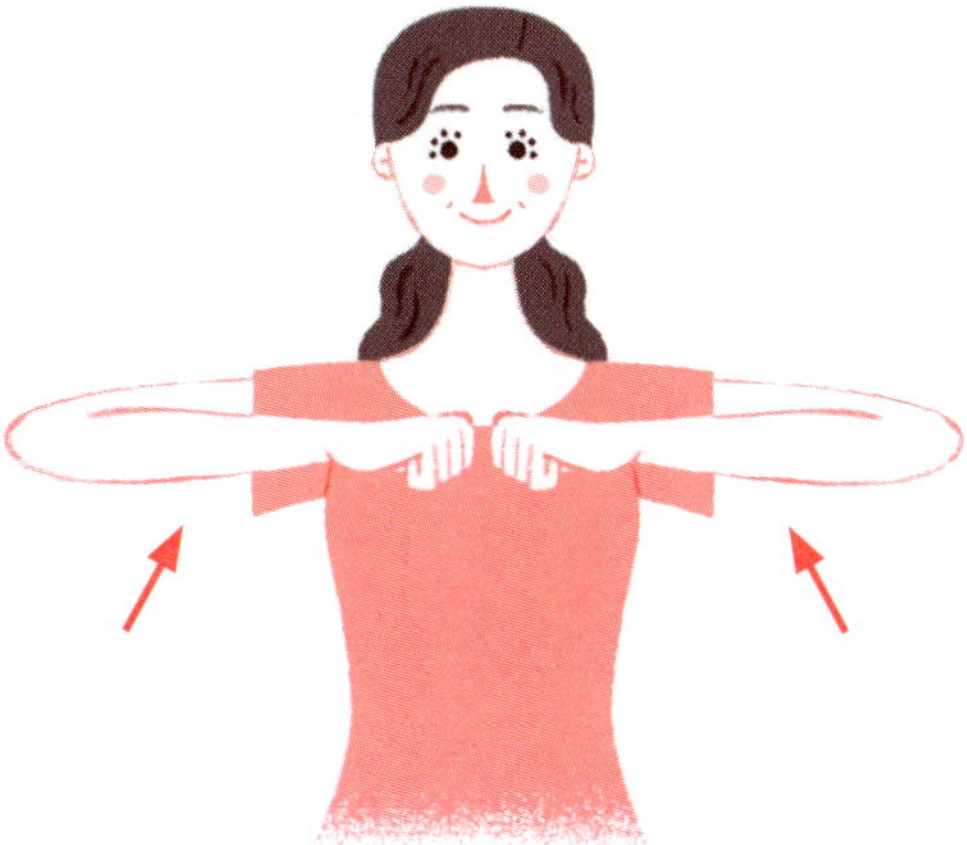

1

両ひじを外側に開きながら、肩の高さまで上げる。胸の高さでグーをつくる。

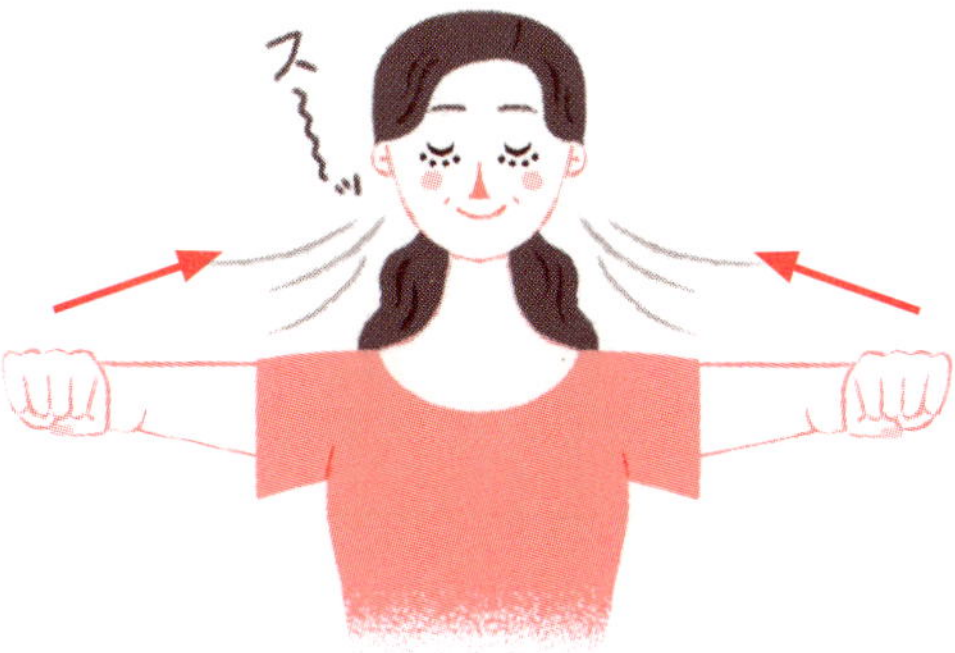

2

肩甲骨を背骨に引き寄せるように、ひじと肩を水平に弾く。この状態を５秒間維持。

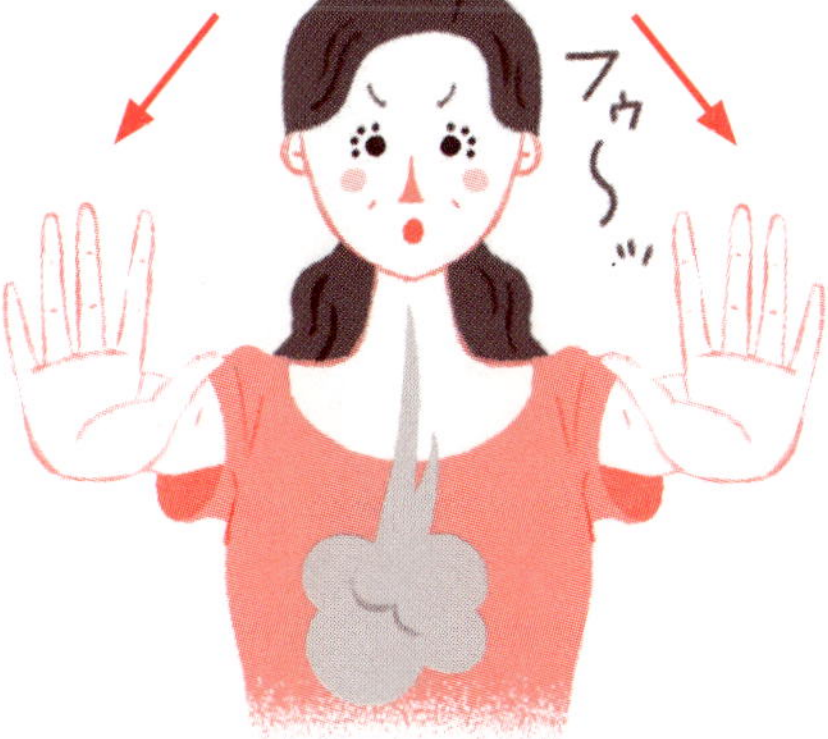

3

両手を勢いよく前に突き出すとともに、手のひらをパーの状態に開く。この状態を５秒間維持して、一気に力を抜く。これを３回繰り返す。

10秒アフターケア③

頭痛、首・肩のこりを癒す

「耳介側頭神経」に刺激を与えます

手指の神経は、首から肩を通って指先に向かっています。そのため、首や肩のこりを放置すると血管が圧迫され、手指の痛みやしびれにつながりやすくなります。やはり、早期にケアすることが大切です。

耳の上にある「耳介側頭神経《じかいそくとうしんけい》」に刺激を与えるマッサージを行なうと、過労や寝不足が引き金となって起こる頭痛、首・肩こりが一掃できます。

まず、痛みを感じる側の、耳から3センチ上の神経ポイントに、同じ側の人差し指、中指、薬指の爪を立てます。

あとは頭蓋骨に沿って水平に左右方向へ5センチ動かします。両手で両側を同時に行なっても大丈夫です。

神経ポイント

耳から３cm程度上

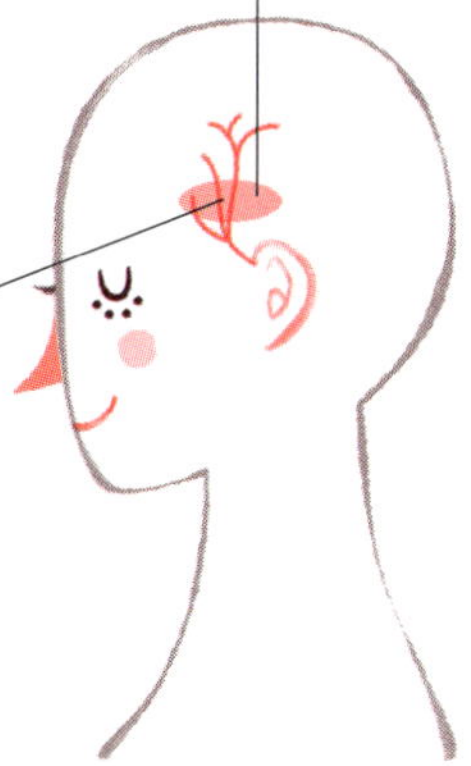

耳介側頭神経《じかいそくとうしんけい》
頭痛や首・肩のこりに関係し、手指の痛みともつながる神経

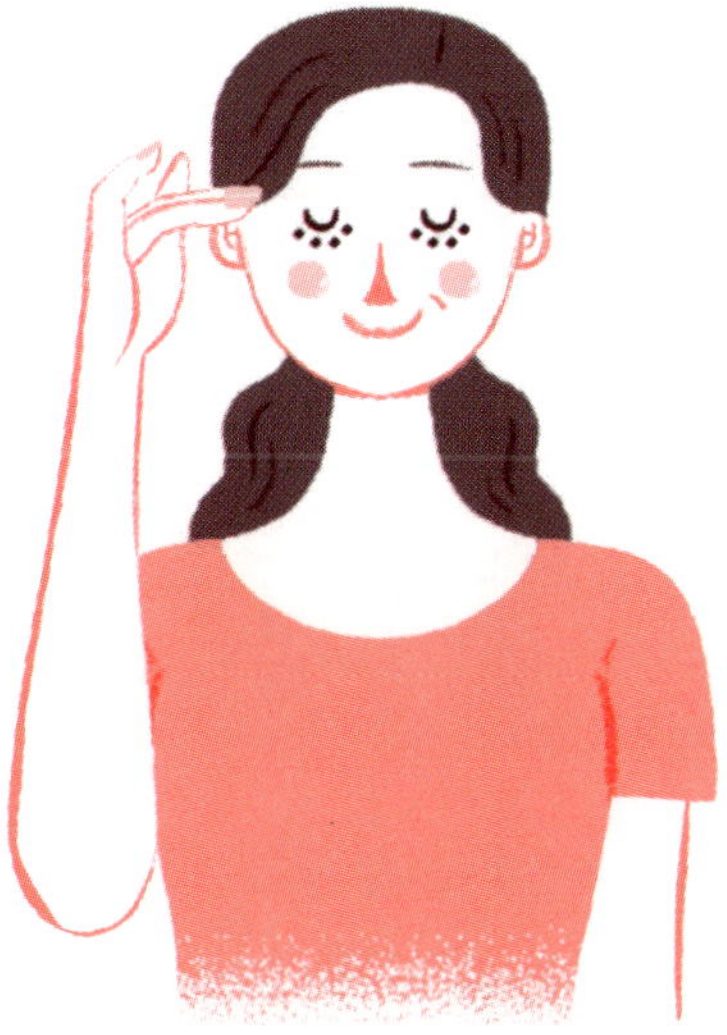

痛みを感じる側の耳の上から３cm程度のところを、
人差し指・中指・薬指の爪を立てて、水平方向に刺激する。

富永式10秒リラックス深呼吸法

脳をクールダウンし、全身をリラックス

10秒で心身の緊張をゆるめる「富永式リラックス深呼吸法」を紹介しましょう。

脳への刺激を減らすために目を閉じ、鼻から勢いよく一気に息を吸い込みます。そのあと今度は口をすぼめて、息をフーッと細く長く最後まで吐き切ります。これを3回繰り返します。

鼻から外気を勢いよく吸い込むと、鼻の穴の奥の、脳のいちばん深い部分の血管を冷やし、脳をクールダウンする効果が期待できます。

一方、口をすぼめて息を長く吐き切ると、副交感神経が活性化され、心身がリラックスします。全身の筋肉の緊張がゆるみ、血流がよくなるのを感じながら、ゆっくり息を吐き切ると、より効果的です。

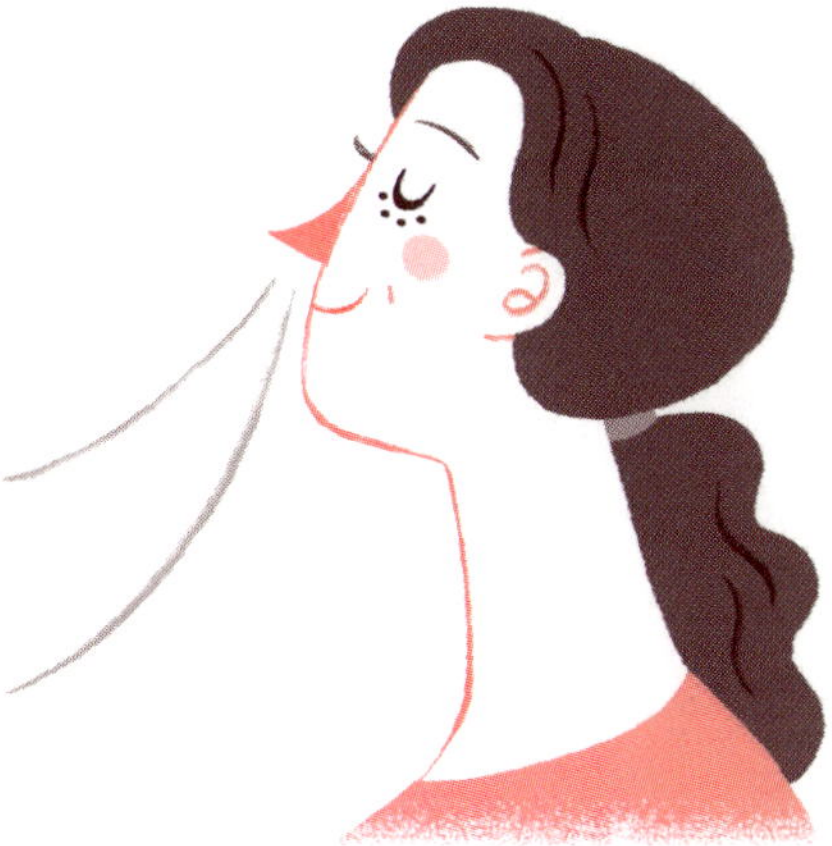

1

目を閉じて「鼻の奥に冷たい空気を送り込む」イメージで、一気に鼻から吸い込む。

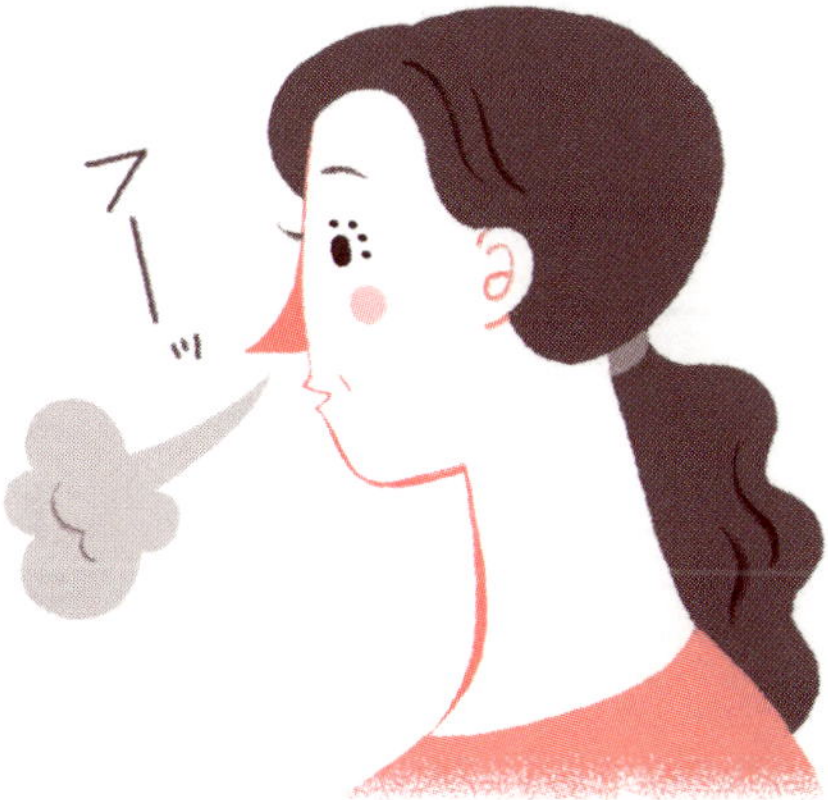

2

口をすぼめて、細く長く息を吐き切る。これを3回繰り返す。

鼻の穴の奥にある血管に向けて、冷たい空気を送り込むことで、脳をクールダウンして副交感神経を活性化し、全身をリラックスさせてくれます。

column ②

痛みやしびれに効く「100引く7ウォーキング」

しつこい痛みやしびれに対して、日常的に行なえる対処法を紹介しましょう。それは、まったく別のことを考える、ということです。

つまり、全神経を集中させて、痛みを遠ざけるという方法。具体的な方法として私がオススメしているのは、100から7を引く暗算をしながら歩くことです。

「100引く7は93、93引く7は86、86引く7は……」と、ウォーキングしながら引き算を行ないます。簡単に思われるかもしれませんが、実際にやってみると意外と難しいものです。引き算に集中しているうちに、痛みやしびれに引き寄せられていた脳の焦点が移っていきます。そして、新たな思考に焦点を合わせることで、痛みやしびれに対する脳の感じ方をリセットしていくのです。

ウォーキングは筋力増強、ダイエットにもよい影響を与え、糖尿病の運動療法や予防にも効果的。適度な運動は脳を活性化し、脳機能を向上させます。

常に頭を使いながら運動する習慣を身につけることで、痛みやしびれがやわらぎ、さらには、認知症予防にも効果が期待でき、まさに一石二鳥と言えます。

第4章

手指の痛み・しびれにサヨナラする「とっておきの方法」

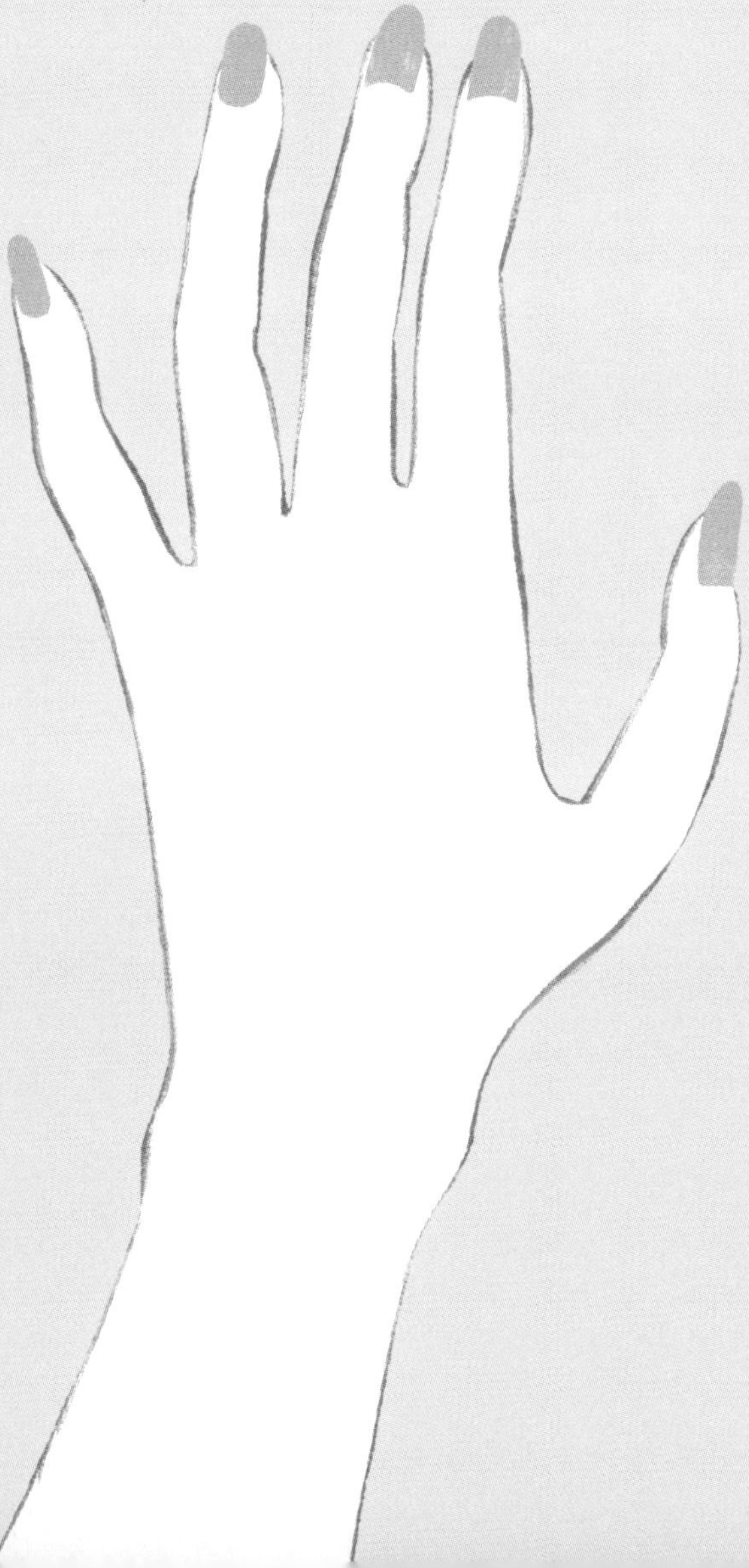

慢性痛の思考パターンを「非日常」体験で一新

痛みの感じ方は心と密接に連動しています

毎日の診療で皆さんのお話を聞いていると、特に慢性痛を抱えている人は、痛みの感じ方が心の動きと密接に連動していることがよくわかります。たとえば、周囲の人たちの無遠慮な言動で痛みが悪化するケースを、これまでに数多く見てきました。

「手指の痛みを我慢して家事や仕事をがんばっているのに、誰にも気にかけてもらえず、かといって少しでも手を抜けば『怠けている』とみなされる……。それがいちばんつらい」――そう訴える方がたくさんいらっしゃいます。そうしたやりきれない思いが蓄積し、痛みが増長していくのです。

反対に、パートナーが何気なくねぎらいの言葉をかけてくれるおかげで、痛みをあまり気にせずに、毎日の生活が送れているという方もいます。

「非日常」の体験が、幸せホルモンの分泌につながります

このように、痛みというのは、心のあり方によって強くもなり弱くもなります。特に慢性痛の治療には、心のケアが欠かせません。

慢性的な痛みがあると、気持ちが沈みがちになり、すべてのことをネガティブに捉える思考パターンに陥って、それがさらに痛みを悪化させることになります。

ストレスであふれている脳をリセットし、痛みの負の連鎖を断ち切るには、日常から抜け出して、非日常の世界へ出かけるのがいちばんの近道です。

大好きなレジャー施設や外国などへ遊びに行き、日常とかけ離れた環境に身を置くと、それだけで心が解放されます。

新しいことにチャレンジするのも、よい方法です。スカイダイビングやバンジージャンプのようなスリル満点の体験は、脳に刺激を与え、ストレスが一気に吹き飛びます。

楽しいこと、やりたいと思っていることを実際の行動に移すと、〝幸せホルモン〟と呼ばれるエンドルフィンやセロトニンといった脳内物質の分泌が活性化します。

生活の中に「非日常」を取り入れる

普段は身近なところで脳をリフレッシュ

レジャー施設や遠方へ出かけて特別な体験をすることが、ストレスで疲れている脳をリセットするうえで役立つことは、前項でお話ししました。これは結果的に、心の問題に由来する手指の慢性的な痛みの緩和にもつながります。

しかし現実問題として、そうしたところへ定期的に出かけられる人は、それほど多くないでしょう。「だからこそ、ストレスがたまってしまうのです」という声を、実際よく耳にします。

でも大丈夫です。特別なところへわざわざ出かけなくても、「非日常」を体験できる場所は、いくらでも身近で見つけることができます。日常生活の中に「非日常」を上手に取り入れていけばよいのです。

クレー射撃や剣道などは呼吸法としても有効です

たとえば、私が今熱中しているのが、クレー射撃です。まだ始めたばかりの初心者で、2019年4月8日に銃砲刀剣類所持等取締法（いわゆる銃刀法）に則って愛媛県公安委員会から射撃教習の資格認定を受けました。私のクリニックがある松山市の隣の伊予市に、国際クレー射撃場があるのですが、空いた時間を見つけては通い、猟期に備えています。

射撃は、思いきりバンバン撃って単にスッキリするというのではなく、呼吸法として有効です。ライフル銃を撃つときに、鼻から息をスーッと吸ってホールドし、そのあと口から短くフッと吐きます。呼吸を整えることで集中力が一気に高まり、自分だけの世界に深く入ることができるため、ストレスや、ストレスに起因する心因性の痛みの改善に、とても適しています。

クレー射撃のほか、吹き矢や剣道なども趣味で楽しんでいますが、すべて呼吸を整え、精神を集中し、その一撃に勝負をかけるものばかりです。

非日常的なものであればあるほど、私にとっては即効性があるようです。

忙しい人こそ趣味を

1日数分でも脳は切り替わります

仕事やパートが忙しい、また、自由に外出できないという人は、家の中でできる趣味を探してみましょう。「忙しくて趣味なんかやっているヒマがない」という人にこそ、オススメします。

趣味は、脳をリセットする手段として最適です。趣味に集中すると、その時間だけは心が異空間へ開放されます。手軽な瞑想《めいそう》のような感じです。1日数分で構わないので、脳をリセットする時間をつくったほうが、仕事や家事の効率もグンと上がります。

自分がやりたいこと、好きなことなら、何でも構いません。いろいろ試して、自分に合うものを探してみてください。人に合わせたり、気を遣ったりするものは、余計にストレスが溜まるので避けたほうがよいでしょう。

命ある植物の栽培は心の癒しに最高です

私にはインドアの趣味も結構あります。仕事の合間によく行なうのが、囲碁です。パソコン用ソフトを使うことが多いので、時間も場所も問いません。自分のやりたいときに始めてグッと集中すると、その時間だけ、日常を忘れることができます。

また最近は、多肉植物を育てています。天気のいい日は、屋外に出して日光浴をさせ、日差しが偏らないよう鉢を回転させながら、「かわいいね〜」と話しかけています。お日様の光をいっぱい浴びて、すくすく元気に育つ小さな命に癒されています。

多肉植物は、お金や手間をかけなくても、どんどん増えます。ですから、1日のわずかな時間に集中して世話をするにはもってこい。増えた多肉植物をきれいに寄せ植えし、友人・知人に分けてあげると喜んでもらえるので、やりがいもあります。

私の子どもたちが幼い頃、カブトムシを飼っていたこともあります。最初は6匹だったカブトムシを繁殖させ、いちばん多いときは100匹くらいまで増やしました。掃除がとにかく大変でしたが、お世話を終えたあとの達成感がハンパない（笑）ので、これも心身のリフレッシュに最高ですよ。

ハンドクリームで気分を上げる

脳を癒すアロマ効果

普段の生活の中で、ホッとするひとときをつくることも、脳の緊張をほぐします。いちばん手軽なリフレッシュアイテムとして、私がいつも愛用しているのが、ハンドクリームです。ハンドクリームは保湿に役立つだけでなく、香りにこだわったものを選ぶと、脳を一瞬でリラックスさせるアロマ効果が得られます。

高価なものでなくてもいいので、自分の好きなものを選んでください。自分が今、「こうしたい」「これが欲しい」と思うことを実現するのがポイントです。

私が今使っているのは、缶の蓋にピンクのフクロウの絵柄があるクリームです。保湿クリームとしてはもちろん、見た目のかわいさで気分が上がるところが気に入っています。そうした〝ジャケ買い〟もオススメですよ。

手指に塗りながら自分を褒めましょう

普段のクリームとは別にもうひとつ〝プチ贅沢《ぜいたく》〟なクリームを購入し、自宅と外出先で使い分ける、普段とスペシャルなときで使い分けるというのも楽しいでしょう。

たとえば、「ちょっとストレスを感じたときにはミント系のクリーム」「夜寝るときはセクシーな香りのクリーム」といった感じで、好きな香りを楽しみます。気分によって香りを変えるという「選択肢のある暮らし」が、心の豊かさにつながります。

お気に入りのクリームをいつもバッグに入れておいて、友人・知人や同僚などとシェアするのもオススメ。「これ、私の今のお気に入り」「ホントいい香り」といった具合に、コミュニケーションツールにもなります。

手指に痛みやしびれ、変形がある人は、夜寝る前に、今日1日酷使した手指をいたわるように、クリームをたっぷりと塗ってみてください。そして、「今日も1日よくがんばったね」と自分を褒めてあげると、自身の癒しにもつながります。

ほんの数分でもそうした時間をつくると、落ち着いた心で1日を締めくくることができます。

簡単なことに本気で集中する

1日3分、脳からストレスを切り離しましょう

人によっては、「旅行に出かけたり、好きなことをしたりしていても、ストレスが頭から離れない」ということもあるでしょう。

特に、家族の介護に1日中追われているような方は、頭を切り替えるのがなかなか難しいものです。自分がほかで楽しいことをすればするほど、罪の意識に苛《さいな》まれて、逆にストレスが増してしまうという声を聞くこともあります。

その場合は、脳からストレスを切り離す訓練をするとよいと思います。

1日3分ほどで構わないので、脳がストレスを感じない時間をつくります。脳をだまして、3分だけストレスを忘れさせるのです。それを毎日繰り返すことによって、意識的に脳をリセットできるようになります。

歯磨きなどの単純作業に集中するだけ

方法は簡単。何かに本気で集中するだけです。ただし、難しくて脳が疲れることに集中するとストレスになってしまうので、できるだけ簡単なことに集中します。

オススメは歯磨き。1本1本の歯のすべての面と、歯と歯の隙間をピカピカに磨き上げるイメージで、集中して歯磨きを行ないます。時間も忘れるほど集中して磨いていれば、その間、脳はストレスから切り離されます。気がつくとホラ、手指の痛みも感じないはず。脳が歯磨きに夢中になって、ストレスや痛みの信号を送ることを忘れてしまうのです。

じゃがいもの皮を包丁で丁寧に剥《む》くのも、集中するにはよい方法です。皮を剥いたじゃがいもは、芽を一つひとつきれいに取り、切り口の面取りまでしっかり行ないます。達成感も得られるので、オススメです。

いずれの場合も、本気で集中して行なうことがポイント。普段何気なくやっている簡単な作業を、意識して真剣に行なうことで、脳の集中力はグンと高まり、余計なことを考える余裕がなくなって、ストレスフリーの状況がつくられるのです。

痛みがつらいときこそ「口角を上げて笑う」

笑えない人はペンを奥歯でくわえてみましょう

手指の痛みに悩んでいる人は、笑顔を失っていることが多いものです。「おなかの底から声を出して笑ったことが、もう何年もない」——そんな声を聞くこともあります。でも皆さん、つらいときこそ、笑ってみませんか？

笑いはストレスを減らし、免疫力を高めることが、医学的にも証明されています。口角を上げて、笑顔をつくる筋肉を動かすだけでも、笑ったときと同様の効果が得られます。「笑っている」と脳が錯覚するのです。

なかなか笑えないときは、ペンなどを奥歯でくわえると、ちょうどいい角度で口角が上がりますので、ぜひ試してみてください。

なお、口先でペンをくわえると逆効果になるので、要注意です。

おなかから声を出して腹式呼吸で「歌う」

楽しみながら呼吸法の効果が得られます

歌っているときは、息を吐く時間が自然と長くなり、その間、心身の緊張をほぐす副交感神経が活性化します。つまり、呼吸法の効果が自然に得られるわけです。

副交感神経が活性化するとストレスが緩和され、血液の流れもよくなって、筋肉のこわばりも緩みます。手指の痛みやしびれをやわらげるには、とてもよいのです。

歌が好きな人は、歌っている楽しさも加わって、より効果が上がります。実際のところ、歌うことに集中すると、手指の痛みやしびれを忘れる人がたくさんいます。

さらに、腹筋を意識しておなかから声を出すようにすると、自然と腹式呼吸になり、これも呼吸法の効果を高めるうえでは有効です。

楽しみながらできる呼吸法として、歌うことはオススメです。

痛みの大敵「怒り」をコントロールする

痛みはイライラの原因に

手指の痛みが続くと、何をするにも痛みが気になってはかどらず、眠りも浅くなります。そうなると、ちょっとしたことでイライラしたり、怒りっぽくなったりしはじめます。いわゆる「キレやすく」なるわけですね。

怒りを覚えると、交感神経が活性化し、血液の流れが悪くなるほか、筋肉のこわばりが強まって、手指の痛みが増幅します。それがまたストレスとなり、さらに痛みが増大するという「負の連鎖」に陥ります。

負の連鎖を断ち切るには、怒りの感情をコントロールする方法を身につけるのが得策です。具体的な方法としては、別のことに気をそらして、脳が冷静さを取り戻すきっかけをつくります。

脳の冷静さを取り戻しましょう

怒りの感情がわきあがってきたときには、脳内でノルアドレナリンという〝闘争ホルモン〟が多量に分泌されています。ノルアドレナリンは、敵と闘うために体を臨戦態勢にするホルモンですが、怒りを覚えた際に「あ、今、体の中で闘争ホルモンが出ている」と、冷静に考えるのがよい方法です。

不意に別のことを考えることで脳が冷静さを取り戻し、自分の怒りを客観視できるようになるのです。

冷静さを取り戻すきっかけは、何でもいいのです。イライラしたときにガムをかむのもひとつの方法です。ガムをかむことで口の中がスッキリして気がそれますし、かむという動作自体も、ストレス軽減に役立ちます。

自分の怒りと向き合って認知する。そして行動を変えていく――これができるようになると、怒りを感じても、瞬間的に暴力をふるったり暴言を吐いたりせずに、相手の立場にも冷静に思いを巡らせられるようになります。こうしたことを繰り返すうちに、怒りの感情を上手にコントロールできるようになっていきます。

料理は上手に手を抜く

つらいときは手を抜いて構いません

料理をするとき、手指をいかに酷使するかについては、第1章でお話ししました。特に、包丁で食材を切ることと、フライパンを使う動作は、手指に大きな負担がかかります。

それでも、痛みを我慢してがんばる女性が多いのですが、「つらいときは、手を抜く自分を許してあげましょうよ」と、私はいつも伝えています。

包丁で切るのがつらいなら、野菜はカットされたものを買ってきて使います。最近は、カレー用、鍋料理用、きんぴらごぼう用、炒めもの用など、用途に応じたカット野菜が、どこのスーパーマーケットでも手頃な価格で売られています。それを利用しない手はありません。

フライパンは「混ぜ炒め」で充分

かたいカボチャも、ひと口サイズの冷凍品を購入すれば、包丁で苦労して切る必要がなくなります。カボチャに限らず、ブロッコリーやホウレン草など、冷凍野菜であれば種類が豊富ですし、日持ちするので買い物の頻度も減らせます。

薬味で使うショウガやニンニクも、刻んだり、おろしたりしたものが売っています。大根おろしや、とろろ（長いも）もあります。インターネットの通販サイトを利用すれば、たいていのものが手に入り、買い物へ行く手間が省けます。

フライパンで炒めものをするときは、料理人のように振って使おうとすると、手指に負担がかかります。そもそも、家庭用のコンロは火力が弱いので、フライパンを振るより、木べらなどで「混ぜ炒め」したほうが火の通りがいいとも言われています。手指の痛みを我慢してまで、フライパンを振る必要はないということです。

料理がストレスにならないように、頼れるものは頼り、つらい工程は手を抜く――その分、手をかけられるところにはしっかり丁寧に手をかけて料理をつくれば、家族から不満の声は上がらないはずです。

手指に優しい掃除・洗濯のポイント

コードレスのスティック型掃除機がオススメ

電源コードとホースのついた従来型の掃除機は、手指に痛みのある人には不向きです。移動させるときに力が必要ですし、階段の掃除などは片手で本体をもって一段ずつ上るしかありません。移動するたびに、コードをコンセントから抜き差しする動作も、手指への大きな負担となります。

掃除機は、コードレスのスティック型のものをオススメします。最近のスティック型掃除機は軽量でも吸い込む力が強く、一般家庭の掃除をするうえでは申し分のない性能を備えています。

すぐに必要なときや階段、狭いところの掃除が格段にラクになるコロコロ（粘着カーペットクリーナー）も便利ですよね。

洗濯ものを干す高さを調整してみましょう

一般的に、物干し竿《ざお》や物干しハンガーは、腕を肩より上にあげなければいけない位置にあることが多いと思います。したがって洗濯物を干すときは、頭を何度も上げ下げすることになります。そのため、首に負担がかかり、手指はもとより、肩や腕にも、痛みやしびれが出やすくなります。

そこで、物干し竿や物干しハンガーの位置を、自分がいちばん使いやすい高さに下げてみてください。それだけで、手指の負担がかなり軽減できるはずです。

また、手指が痛い人からは、洗濯物を干したり取り込んだりするときに、「ピンチをつまむのがつらい」という声をよく聞きます。

最近は引っ張るだけでピンチが外れる物干しハンガーがありますので、これを使えば、取り込むときの負担は減ります。あるいは、ピンチを使わずに済む、ハンガータイプのものを活用するのもよい方法です。

家事は毎日のことです。少しでもラクができる器具があれば、上手に取り入れましょう。

がんばれない日があっても大丈夫

周囲の理解が得られないのがつらいですよね

手や指は、体の中でも絶えず動かしている部位です。その手指に痛みやしびれが起こると、生活するうえで大きな支障をきたします。動かすたびにズキズキ痛んだり、ジンジンしびれたりするのですから、そのストレスは計り知れません。

しかし、本人のつらさとは裏腹に、痛みやしびれは目に見えないので、周囲の理解をなかなか得られず、それがさらにストレスを増大します。

手指の痛みやしびれに悩んでいることを、「なぜ誰もわかってくれないのか?」「なぜ自分だけがこんな思いをしなければならないのか?」と、つらい心情を吐露する方がたくさんいらっしゃいます。そして、そのやりきれない思いが、より痛みやしびれを強くしている場合が多いのです。

痛くてもがんばる自分を褒めてあげましょう

痛みやしびれというのは主観的なものですから、そのつらさは本人にしかわかりません。ですから、「他人にわからないのは当たり前」と考え方を変え、つらいときは率直に「私、今、痛くてつらいんです」と周囲に伝えるようにしましょう。

そして、自分で自分のことを存分に褒めてあげましょう。1日の終わりに、「今日もよくがんばったね」と褒める。「こんなに痛いのに、本当によく耐えたよ」と、声に出して褒める。もちろん、痛みやしびれで充分にがんばれていなくてもいいのです。とにかく、症状を抱えながら、家事や仕事に取り組んでいる自分を褒める。1日を過ごした自分を褒める。

手指に感謝するのもよい方法です。変形している指を恥ずかしく思うのではなく、「こんなに変形しているのに、いつもありがとう」と慈しむのです。

手指に痛みやしびれ、変形があることをつらいと考えるより、そんなつらい状況でもがんばっている自分を「すごい」「立派」と考えられるようになれれば、手指の痛みやしびれ、変形と、うまく折り合いがついていくでしょう。

手指の関節をしなやかに保つ食べ物

大豆イソフラボンでエストロゲンの減少を補います

手指の痛みやしびれに効く食べ物として私がオススメするのは、大豆食品です。大豆に豊富に含まれている「大豆イソフラボン」は、体の中に入ると、女性ホルモンのエストロゲンとよく似た働きをすることが知られています。

女性の場合、閉経後にエストロゲンの分泌が激減することが、手指の症状に深く関わっていることは、第1章でお話ししました。簡単におさらいすると、エストロゲンが減ると、手指の血流が悪くなるとともに、関節や腱《けん》のしなやかさが失われて、症状が出やすくなるのです。

ですから、エストロゲンの減少を補う意味で、大豆食品を積極的に食べることが望まれます。

指にいいものを選んで食べていることを意識しましょう

大豆イソフラボンが体内の腸内細菌によって代謝されて生じる「エクオール」という成分には、大豆イソフラボンより強いエストロゲン様作用が期待できることも、最近の研究でわかっています。豆腐、納豆、おから、豆乳、油揚げなど、どれを食べても大豆イソフラボンの補給源として役立ちます。

一度にたくさん食べる必要はなく、豆腐なら1日3分の2丁（200グラム）、もしくは豆乳1杯（200グラム）、納豆1パック（50グラム）などで充分です。これらは安価な値段で購入できますし、いろいろな料理に使えるので、飽きずに食べられます。

大切なのは、「自分は指にいい食生活を実践している」ということを意識して食べること。豆腐を食べるにしても、たまたま冷蔵庫にあったから味噌汁の具にするのではなく、「指にいい食品だから」と意識して購入し、食生活に取り入れるようにします。

食生活は毎日のことなので、気持ちの積み重ねはとても大事です。「自分は指にいいものを選んで食べている」とポジティブな気持ちで食に関わっていくことで、よりよい効果が得られるのです。

笑顔で暮らせる人生に

若い頃と同じ変形のない手指に戻すのは難しい

手指の慢性痛に悩んでいる中高年の方々から、「若い頃と同じような、変形のない手指を取り戻したいのです」という相談をよく受けるのですが、残念ながらそれは難しいと言わざるを得ません。お気持ちはよくわかるのですが……。

年齢を重ねるにつれて、体の組織は衰え、機能が落ちていきます。手指も同じで、筋肉や腱は弱くなりますし、関節も変形します。そうした加齢による変化と、長年の生活習慣などが複雑に絡み合って起こっている慢性の症状を、完全に消し去ることは、やはり難しいのです。

だからといって、「ずっとこの痛みやしびれ、変形に耐えて生きなければならないの？」と、絶望的な気持ちになる必要はありません。

痛みゼロを目指すといつまでも笑顔になれません

皆さんに目指していただきたいゴールは、たとえば痛みであれば、「痛みをゼロにすること」ではなく、「はつらつとした毎日を送れるところまで、痛みを軽くすること」です。

ずっと悩んでいた痛みが少しでも軽くなると、これまで痛みのせいで充分にできなかった家事や仕事も、ある程度こなせるようになります。そうすると希望が湧いてきて、気持ちがどんどん前向きになります。多少の痛みがあっても、その痛みとうまく折り合いながら、笑顔で暮らせるようになります。そこを目指すのです。

皆さん自身に、手指の痛みを10段階で評価してもらったとき、「前よりはいいけど、3、4レベルの痛みが消えません」と答える人は、痛みが軽減されたことより、痛みが残っていることに不満を感じ続けます。「痛みゼロ」を目指すと、どうしてもそうなるのです。

これに対して、「痛みは6から3まで下がりました。おかげで家事もだいぶできるようになりました」という前向きの思考になれば、治療効果も出やすくなるはずです。

あなただけのゴールデンゴール

手指がよくなったらやりたいことを考えてみましょう

手指の症状改善を目指すとき、たとえば50歳には50歳のゴールがあり、70歳には70歳のゴールがあります。今の自分に合った現実的なゴールを設定し、そこに向けて小さな成功体験を積み重ねていくことが、とても大切です。

まず、手指の症状がよくなったら、真っ先にやりたいことを頭に思い浮かべます。

「旅行へ出かけたい」

「家庭菜園をしてみたい」

どんなことでも構いません。実現可能な範囲で具体的にイメージします。それがあなたの目指す最終的な「ゴールデンゴール」です。あとは、そこへ向かって小さな目標を掲げて、ひとつずつクリアしていきます。

小さな成功を積み重ねてゴールデンゴールへ

たとえば、手指の症状がよくなったら「孫と手をつないでお散歩したり、一緒におままごとやゲームをして遊んだりしたい」というゴールデンゴールを決めたとします。

最初の目標は、孫と手をつなぐために、手を軽く握れるようになることです。少し握れるようになったら、今度はジャンケンができるように、グー・チョキ・パーの練習です。

ジャンケンができるようになったら、次はおままごとでお箸を上手に使えることを目指します。食事のときにスプーンやフォークしか使えなかった方は、お箸で完食することを目指してみましょう。

小さな目標をひとつずつクリアすると、そのつど達成感が得られ、自信もついていきます。ただし注意したいのは、くれぐれも無理をしないこと。手指の調子がいい日でも、オーバーペースになることなく、着実に目標に近づいていきましょう。

ゴールデンゴールに到達する頃には、症状を上手に自己管理（セルフメディケーション）しながら自分らしく生きる力が、しっかり身についているはずです。

おわりに

「富永先生のお話を聞いているだけで、元気が出てきます」

皆さんから、そんな言葉をかけていただくことが数多くあり、うれしい限りです。きっと、私がいつも〝今を一所懸命に生きている〟からだと思います。私は「毎日が人生の記念日」と思って生きています。

「いつも前向きに生きる」という私の考え方は、中学生のときにはすでに身についていました。卒業間近の頃、書道の時間に先生から「自分の好きな言葉を書きなさい」と言われて、「今を生きる」と書いたことを覚えています。理由はわからないのですが、その頃から、「今しかない」と若いながらに思っていたようですね。

現状がつらいとき、人はどうしても過去の出来事をあれこれ悔やみたくなります。慢性的な痛みに悩んでいる人も、自分の人生を振り返って、過去に原因を見つけようとする傾向があることは、本文でもお話ししました。

過去に交通事故で首を傷め、「あのとき、あんな事故がなかったら、指の痛みは起こらなかったかもしれない」と、自分を責め続けた人もいました。

そうした方たちに対し、私はいつも、「痛みが出るときは出る。だから、痛みを認めて開き直りましょう」とお話ししています。

自分をいくら責めても、すでに起こってしまった手指の痛みやしびれ、変形は解決しません。悔やんでも過去は変えられない。変えられるのは今、そして未来です。大切なのは、手指の現状をしっかり受け止め、向き合うことです。

「今をしっかり生きること」を積み重ねていけば、未来は必ず拓《ひら》けてきます。

「10秒神経マッサージ」で手指の悩みがラクになると、気持ちが前向きになり、人生に希望がもてるようになります。未来が変わる。そう、人生を変えられるのです。

手指の痛みやしびれ、変形に悩んでいるすべての女性が、より美しく、賢くたくましく生きられるために、本書の内容がお役に立てることを願っています。

富永喜代

■参考文献

『最新療法 症状別 痛み改善！ 1分体操』富永喜代（学研プラス）
『1分間血流アップ体操で超健康になる！』富永喜代（アスコム）
『気力をうばう「体の痛み」がスーッと消える本』富永喜代（アスコム）
『手のしびれ・指の痛みが一瞬で取れる本』富永喜代（青春出版社）
「女性ホルモンの変化がもたらす症状の予防と治療」監修：平瀬雄一（大塚製薬株式会社）

【著者紹介】
富永喜代（とみなが・きよ）
医学博士。日本麻酔科学会認定麻酔専門医、産業医。富永ペインクリニック院長。
1993年より聖隷浜松病院などで麻酔科医として勤務し、延べ2万人を超える臨床麻酔実績をもつ。2008年、愛媛県松山市に富永ペインクリニックを開業し、手指の痛みに特化したヘバーデン結節外来を開設。経済産業省「平成26年度健康寿命延伸産業創出推進事業」を委託され、新しい痛み医療のリーダーとして注目されている。
著書に『最新療法 症状別 痛み改善！ 1分体操』（学研プラス）、『1分間血流アップ体操で超健康になる！』『気力をうばう「体の痛み」がスーッと消える本』（以上、アスコム）、『手のしびれ・指の痛みが一瞬で取れる本』（青春出版社）などがある。

女性のつらい指先の変形・痛みは自分で防ぐ！ 改善する！

2019年9月18日　第1版第1刷発行
2021年2月16日　第1版第17刷発行

著　者　富永喜代
発行者　櫛原吉男
発行所　株式会社PHP研究所
　　　　京都本部　〒601-8411　京都市南区西九条北ノ内町11
　　　　〔内容のお問い合わせは〕教育出版部 ☎075-681-8732
　　　　〔購入のお問い合わせは〕普及グループ ☎075-681-8554
印刷所　凸版印刷株式会社

ISBN978-4-569-84483-1